Vorwort

Zink ist ein wesentliches Spurenelement, ohne das der menschliche Organismus nicht arbeiten kann.

In diesem kompakten Ratgeber erfahren Sie, wann Zink benötigt wird, wie der Körper es verwertet, wie sich ein Mangel zeigt und wie Sie dagegen vorgehen können.

Es gibt einige Lebensphasen und Situationen, in denen der Körper besonders viel Zink benötigt: in Schwangerschaft und Stillzeit, in der Pubertät oder im fortgeschrittenen Lebensalter. Aber eben auch während Erkältungszeiten, bei und nach Operationen und bei ganz alltäglichem Stress. Zink kann helfen, schneller wieder fit zu werden!

Tun Sie sich und Ihrem Körper etwas Gutes, achten Sie auf Ihre Ernährung und auf einen ausgewogenen Lebensstil – und bleiben Sie gesund!

Ihre Petra Neumayer

Inhalt

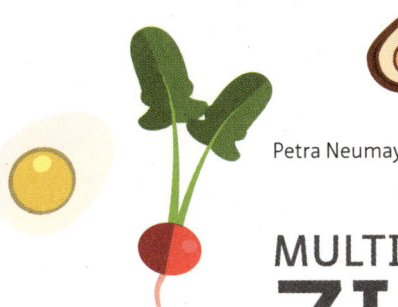
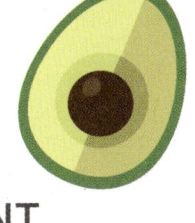
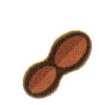
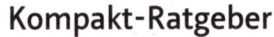
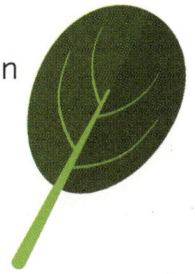
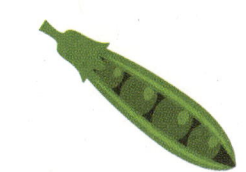
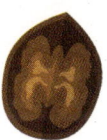
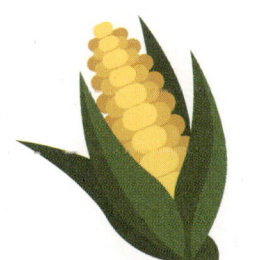

Petra Neumayer

MULTITALENT
ZINK

Kompakt-Ratgeber

Gesund, schön und
ausgeglichen mit
dem lebenswichtigen
Spurenelement

Haben Sie Fragen an Petra Neumayer?
Anregungen zum Buch?
Erfahrungen, die Sie mit anderen teilen möchten?

Nutzen Sie unser Internetforum:
www.mankau-verlag.de

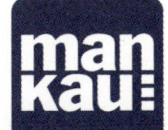

Impressum

Bibliografische Information der Deutschen Nationalbibliothek
Die Deutsche Nationalbibliothek verzeichnet diese Publikation in der
Deutschen Nationalbibliografie; detaillierte bibliografische Daten sind
im Internet über http://dnb.d-nb.de abrufbar.

Petra Neumayer
Multitalent Zink
Gesund, schön und ausgeglichen mit dem lebenswichtigen Spurenelement
Kompakt-Ratgeber
ISBN 978-3-86374-317-8
1. Auflage November 2016

Mankau Verlag GmbH
Postfach 13 22, D-82413 Murnau a. Staffelsee
Im Netz: www.mankau-verlag.de
Internetforum: www.mankau-verlag.de/forum

Redaktion: Julia Feldbaum, Augsburg
Endkorrektorat: Susanne Langer M. A., Traunstein
Cover/Umschlag: Andrea Barth, Guter Punkt GmbH & Co. KG, München
Satz und Gestaltung: Lydia Kühn, Aix-en-Provence, Frankreich
Layout: X-Design, München
Energ. Beratung: Gerhard Albustin, Raum & Form, Winhöring

Abbildungen/Fotos: mallinka/shutterstock (1); Colourbox.de (4, 5, 10/11, 15, 17, 20, 23, 24, 32, 35, 40, 47, 52, 55, 62, 63, 74, 77, 79, 81, 82/83, 91, 101, 102, 105, 113, 121, 123, 124, 125); bit24 - Fotolia.com (4, 5, 7, 48/49); Spectral-Design - Fotolia.com (28); nerthuz - Fotolia.com (37); oneinchpunch - Fotolia.com (44); alexlmx - Fotolia.com (56); Eldin Muratovic - Fotolia.com (65); jarun011 - Fotolia.com (71); Kzenon - Fotolia.com (76); natchas - Fotolia.com (85); Africa Studio - Fotolia.com (88); Andrei Korzhyts - Fotolia.com (94); Alexander Raths - Fotolia.com (99)

Druck: Westermann Druck Zwickau GmbH, Zwickau/Sachsen

»Ich bin ein Öko-Buch!«

Das im Innenteil eingesetzte EnviroTop-Recyclingpapier wird ohne zusätzliche Bleiche, ohne optische Aufheller und ohne Strichauftrag produziert. Es besteht zu 100 % aus recyceltem Altpapier und entstammt einer CO_2-neutralen Produktion. Das Papier trägt das Umweltzeichen »Der blaue Engel«.

Hinweis für die Leser:

Die Autorin hat bei der Erstellung dieses Buches Informationen und Ratschläge mit Sorgfalt recherchiert und geprüft, dennoch erfolgen alle Angaben ohne Gewähr. Verlag und Autorin können keinerlei Haftung für etwaige Schäden oder Nachteile übernehmen, die sich aus der praktischen Umsetzung der in diesem Buch vorgestellten Anwendungen ergeben. Bitte respektieren Sie die Grenzen der Selbstbehandlung und suchen Sie bei Erkrankungen einen erfahrenen Arzt oder Heilpraktiker auf.

Einleitung

Lange Zeit galten die Spurenelemente, Mineralstoffe und Vitamine, also die Vitalstoffe, die wir nur in winzigsten Mengen – neben Eiweiß, Fett und Kohlenhydraten – über unsere Nahrung aufnehmen, als relativ nebensächlich. Doch erst heute weiß man, dass die früher eher vernachlässigten Spurenstoffe absolut unerlässlich für praktisch alle biochemischen Vorgänge in unseren 80 Billionen Körperzellen sind und damit als lebenswichtige Biostoffe zur Gesunderhaltung unseres Körpers beitragen. Und trotz aller Unkenrufe der Mainstream-Presse: Auch in unseren westlichen Ländern kommt es häufig zu einer Zinkunterversorgung aufgrund falscher Ernährungsgewohnheiten. Unsere Böden sind durch Monokulturen ausgelaugt, und die Ernteprodukte enthalten weniger Biostoffe als früher (dafür aber eine Menge schädlicher Glyphosate etc.). Auch phytinhaltige Nahrungsmittel, wie etwa Vollkorngetreide oder Soja, können einen Zinkmangel begünstigen.

Das Metall Zink beteiligt sich in über 300 Enzymen aktiv am Stoffwechselgeschehen. Es aktiviert das Immunsystem, fängt freie Radikale im Körper ab, ist für die Fruchtbarkeit von immenser Wichtigkeit und hat sogar für die Gehirnfunktion eine große Bedeutung. Darüber hinaus schenkt es uns eine reine Haut, schöne Haare sowie feste Fingernägel und wirkt sich sogar stimmungsaufhellend aus. Kein Wunder also, dass das Multitalent Zink als neues Heilmittel gefeiert wird und als rezeptfreies Nahrungsergänzungsmittel die Regale von Apotheken, Drogerien und Reformhäusern erobert hat.

Zink kann nicht im Körper gespeichert werden und muss dennoch Tag für Tag jeder Körperzelle zur Verfügung stehen. Ausreichend Zink kann dem Körper also nur durch die Aufnahme von Nahrung oder in Form von Zinkpräparaten zugeführt werden. Eine Anfälligkeit für Erkältungskrankheiten, Haarausfall, brüchige Fingernägel und Unfruchtbarkeit bei Männern können Anzeichen für einen Zinkmangel sein.

Im Folgenden geben wir Ihnen wertvolle Informationen zu diesem aufregenden Baustein des Lebens: Lesen Sie, wie Zink bei den vielfältigsten Körperfunktionen mitwirkt, welche Tagesdosis unser Organismus benötigt und wie Sie Mangelzustände selbst erkennen können.

Mit ausgewogener Ernährung ist im Normalfall für genügend Zink gesorgt.

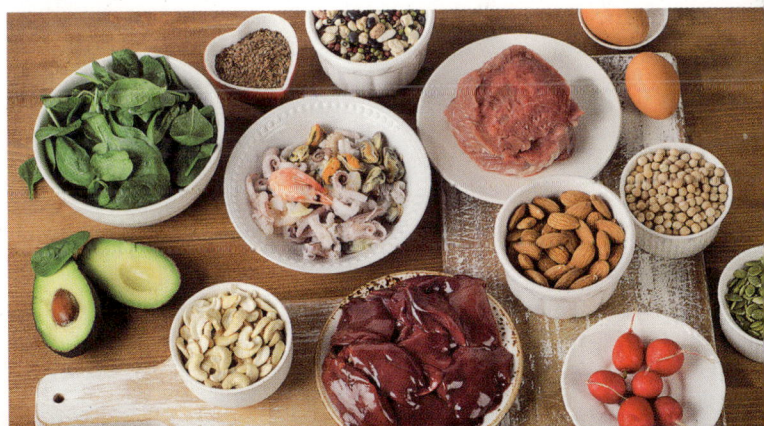

Wunderwelt Organismus

Die Welt der Mineralstoffe und Spurenelemente birgt Unglaubliches. Je tiefer der Mensch durch immer empfindlichere und genauere technische Hilfsmittel in den Mikrokosmos der Lebensvorgänge hineinzublicken vermag, um so mehr sollte seine Ehrfurcht vor dem Geheimnis des Lebens wachsen. Rund 80 Billionen Zellen befinden sich im Organismus eines einzelnen Menschen. Jede dieser Körperzellen ist auf irgendeine Weise mit anderen Zellen vernetzt, hat ihre spezielle Aufgabe zu erfüllen und muss daher mit Nährstoffen versorgt und von Schlacken befreit werden.

Die Muskelzellen, die die Fähigkeit besitzen, sich zusammenzuziehen, sind beispielsweise nur dazu da, den Körper zu bewegen und zu stützen. Und die Herzmuskelzellen sind absolute Hochleistungssportler: Unermüdlich schicken sie Tag und Nacht rund vier Liter Blut pro Minute auf die Reise durch das Gefäßsystem. Das Herz trainierter Menschen bringt es bei Bedarf sogar auf eine Pumpleistung von bis zu 30 Litern Blut in der Minute! Leberzellen sind jede für sich kleine, aber hochwirksame Chemielaboratorien: In ihnen werden Eiweißbausteine, Kohlenhydrate und Fettkörperchen zerlegt, neu gebildet und umstrukturiert. Stoffwechselschlacken müssen entgiftet und abgebaut werden, Enzyme werden gebildet, aktiviert oder deaktiviert, Vitamine und Spurenelemente gespeichert und dem Stoffwechsel zugänglich gemacht. Ein bestimmter Zellentyp im Magen hat sich darauf spezialisiert, Salzsäure von so hoher Konzentration zu bilden, dass Nahrungsmittel zersetzt und verdaut werden können. Wiederum andere Zellen schützen den Magen vor seiner eigenen Säure.

Mineralstoffe als Regelwerk

Noch unfassbarer und erstaunlicher sind die Leistungen lebendiger Zellzusammenschlüsse, wie sie unser zentrales Nervensystem darstellt. Obwohl unser Gehirn nur rund zwei Prozent des Körpergewichts ausmacht, verbraucht es doch 20 Prozent unseres gesamten Energieumsatzes.

Seit Menschengedenken versuchen wir, die Geheimnisse des Lebens zu entschlüsseln. Dabei mussten die Wissenschaftler erkennen, dass die Bausteine unseres Körpers, wie Eiweißstoffe, Fette und Kohlenhydrate, unbelebt wären, ohne die Wirkungen und Regelfunktionen der Mineralstoffe, Vitamine und Spurenelemente. Die in großer Zahl vertretenen Mineralien Kalzium, Phosphor, Eisen, Magnesium, Natrium, Kalium, Chlor und Schwefel machen nur rund vier Prozent unseres Körpergewichts aus.

Die wegen ihrer geringen Konzentration als Spurenelemente bezeichneten Mineralien wie beispielsweise Kupfer, Mangan, Selen, Fluor, Jod oder Zink bilden einen noch wesentlich geringeren Anteil in unserem Organismus. Und dennoch funktionieren ohne sie praktisch keine biochemischen Abläufe im menschlichen Körper.

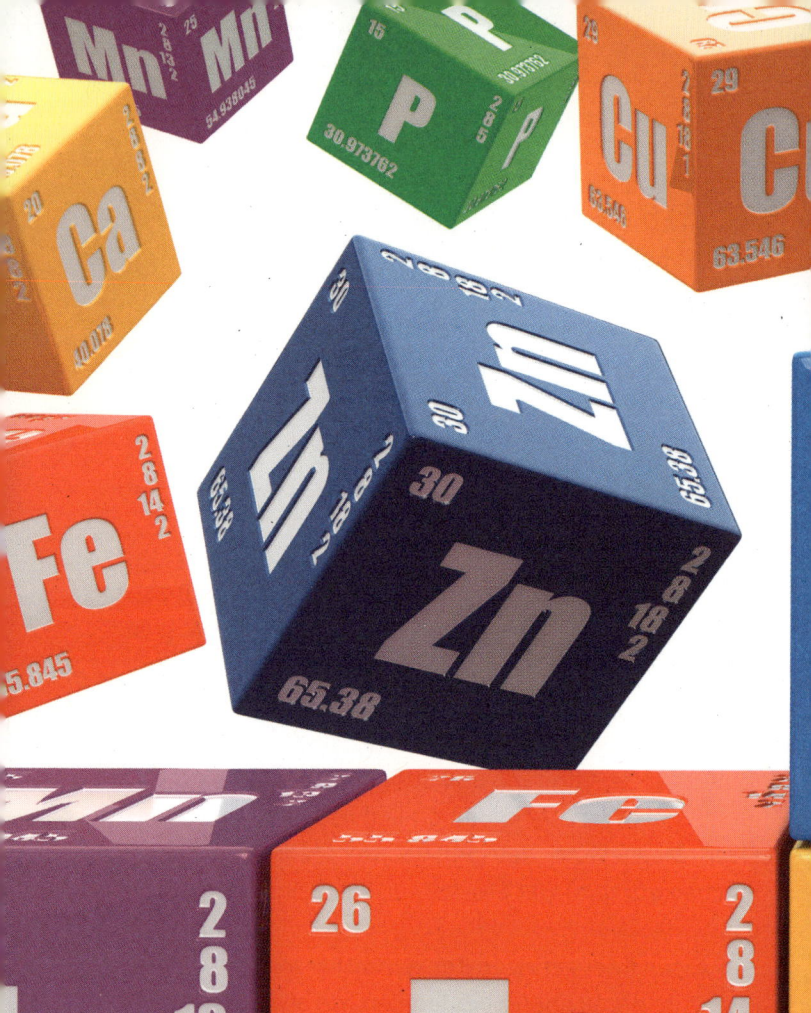

Zink – ein lebenswichtiges Mineral

Welche Bedeutung hat das Spurenelement für den menschlichen Organismus, für welche Prozesse wird Zink benötigt, und wie kann unser Körper das Mineral verwerten?

Die wesentlichen Aufgaben von Mineralstoffen

Mineralstoffe sind chemische Elemente, die überall in unterschiedlicher Konzentration vorkommen. Sie sind in der Regel in vielen verschiedenen Verbindungen zu finden, deren einzelne Bestandteile sich aber immer chemisch und physikalisch eindeutig identifizieren lassen. So ist zum Beispiel das Kochsalz die chemische Verbindung aus den Mineralstoffen Natrium und Chlor. Die Mineralstoffe sind wichtige Bausteine der Körperzellen und für das Funktionieren zahlreicher Stoffwechselvorgänge in unserem Körper zuständig: Sie verbinden sich mit Enzymen, Vitaminen, Eiweißstoffen oder Fettsäuren und sorgen für die notwendigen Voraussetzungen im Organismus, sodass lebenswichtige Vorgänge überhaupt erst in Gang kommen können. Sie verstärken oder schwächen chemische Reaktionen und regulieren dadurch unseren Stoffwechsel.

Spurenelemente sind auch Mineralstoffe

Der Begriff Spurenelement stammt aus einer Zeit, in der die chemischen und physikalischen Nachweismethoden für Mineralstoffe noch in den Kinderschuhen steckten, und manche Stoffe deshalb nur in Spuren nachgewiesen werden konnten. Im Grunde sind Spurenelemente aber nichts anderes als Mineralstoffe, die sich in geringem Maße im Körper befinden und oft nur in winzigen Mengen für den Stoffwechsel benötigt werden. Untersuchungen, die auf modernen Analysemethoden beruhen, ergaben, dass Spurenelemente etwa 0,01 Prozent des menschlichen Körpergewichts ausmachen. Das bedeutet, dass die Spurenelemente zum Beispiel bei einem 80 Kilogramm schweren Menschen nur etwa acht Gramm betragen. Dennoch könnten ohne sie die lebenswichtigen Stoffwechselvorgänge überhaupt nicht ablaufen. Eine zu geringe Aufnahme von essenziellen Spurenelementen oder eine krankheitsbedingte Störung ihrer Verwertung würde zu einer ernsthaften Beeinträchtigung der Gesundheit bis hin zu lebensbedrohlichen Zuständen führen.

Zink ist mit 1,4 bis 2,3 Gramm Anteil am Körpergewicht eines der am höchsten konzentrierten Spurenelemente im Organismus.

Essenzielle Spurenelemente

Zu den essenziellen, also lebenswichtigen Spurenelementen gehören nach heutigen Erkenntnissen Chrom, Mangan, Eisen, Zink, Kupfer, Kobalt, Molybdän, Selen, Fluor und Jod. Die Bedeutung der Elemente Lithium, Nickel, Vanadium, Strontium, Arsen, Silizium und Blei für den menschlichen Organismus ist noch nicht völlig geklärt. Es gibt aber Hinweise darauf, dass diese Stoffe, teilweise in unvorstellbar winzigen Mengen, ebenfalls unverzichtbar sind.

DIE MENGE ENTSCHEIDET

INFO

Bei giftigen Stoffen wie Arsen und Blei denkt man normalerweise natürlich sofort an einen Schadstoff, weniger an ein nützliches Spurenelement. Hier bewahrheitet sich aber die Erkenntnis, dass erst die Dosis einen Stoff zum Gift macht. Denn in winzigsten Mengen können diese Spurenelemente dem Menschen sogar nützlich sein.

Spurenelemente sind aufgrund ihrer geringen Konzentration weniger als Baustoffe des Körpers von Bedeutung, vielmehr übernehmen sie eine lebenswichtige Funktion als Bestandteile von Hormonen und Enzymen. Letztere steuern in unserem hoch komplizierten Stoffwechsel alle biochemischen Prozesse und kommen – wie die Spurenelemente auch – nur in relativ geringen Konzentrationen im Körper vor. Dennoch haben sie enorme Auswirkungen auf das Leben: Zeugung, Geburt und Heranwachsen eines Menschen wären ohne die steuernden Einflüsse der Hormone nicht möglich. Spurenelemente sind aber auch für zahlreiche chemische Reaktionen notwendig. Manchmal genügt schon ihre bloße Gegenwart in einer Zelle, um einen Vorgang auszulösen. Man bezeichnet sie dann als biochemische Katalysatoren.

Da mit der täglichen Nahrung nur kleine Mengen an Spurenelementen aufgenommen werden müssen, um den

Tagesbedarf zu decken, sollte es bei einer ausgewogenen Ernährung eigentlich keine Mangelerscheinungen geben. Dennoch führen die auf schnelles Pflanzenwachstum getrimmte moderne Landwirtschaft, die Überdüngung der Böden und die zunehmende industrielle Aufbereitung von Lebensmitteln zu einer spurenelementarmen Nahrung. Änderungen der Ernährungs- und Lebensgewohnheiten in unserer modernen Industriegesellschaft sowie ständige berufliche oder sportliche Höchstleistungen bedingen eine schlechtere Versorgung mit Mineralien und Spurenelementen – bei gleichzeitig gestiegenem Bedarf. Die meisten Wissenschaftler sind sich einig, dass die beängstigende Zunahme chronischer Krankheitsbilder mit der modernen Lebensweise in engem Zusammenhang steht. Auch Zink gehört zu den Spurenelementen, die dem Organismus oft in nicht ausreichend hoher Konzentration zur Verfügung stehen.

Achten Sie bei Nahrungsmitteln auf Bio-Qualität! Ihr Körper dankt es Ihnen.

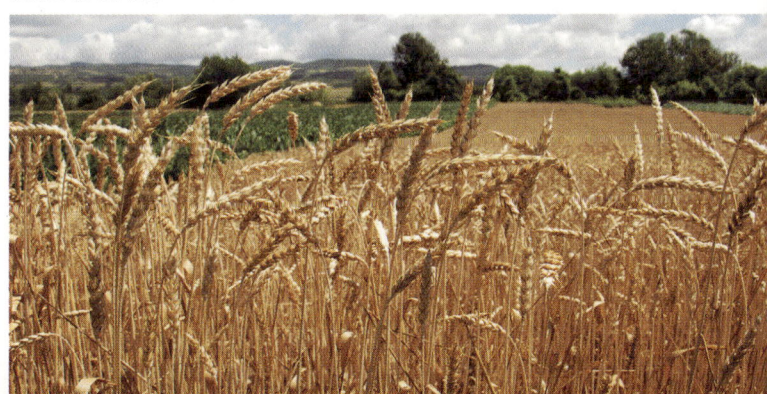

Zink – das Wichtigste unter den Spurenelementen

Für Chemiker ist Zink ein unedles Metall, das im Periodensystem der chemischen Elemente die Ordnungszahl 30 trägt und den festen Stoffen zugerechnet wird. Zink ist bläulich weiß und glänzt an polierten Oberflächen stark metallisch. Unedel bedeutet, dass Zink mit anderen Stoffen viel leichter chemische Verbindungen eingeht und deren Eigenschaften verändert als beispielsweise die Edelmetalle Gold oder Platin. Das machten sich die Assyrer schon vor 5.000 Jahren zunutze, indem sie aus Kupfer und Zink die Legierung Messing herstellten, die sich gut verarbeiten ließ und für damalige Verhältnisse sehr widerstandsfähig war. Auch heute ist Zink immer noch ein wichtiger Rohstoff für die Industrie.
Und in der Medizin steigt das Interesse an Zink, das als Spurenelement in jeder unserer 80 Billionen Körperzellen zu finden ist, stetig an.

Hansdampf in allen Gassen

Zink ist Bestandteil des Zellgerüsts jeder Körperzelle und gibt dieser Stabilität und Festigkeit. Besonders hohe Zinkkonzentrationen findet man in Muskulatur, Knochen, Leber, Haut, Augen und den Keimdrüsen. Sperma enthält etwa 100-mal so viel Zink wie das Blutserum und ist damit die zinkreichste Körperflüssigkeit überhaupt. Dies gibt uns schon einen wichtigen Hinweis darauf, dass Zink für die Produktion von fortpflanzungsfähigen Samenzellen und somit für die Fruchtbarkeit des Mannes von großer Bedeutung ist. Das männliche Geschlechtshormon Testosteron kann nur dann seine Wirkung entfalten, wenn ausreichend Zink zur Verfügung steht. Über diesen Weg hat Zink also auch Einfluss auf die Entwicklung der männlichen Geschlechtsorgane und das sexuelle Erleben des Mannes, denn ohne Zink fehlt die Lust zur Liebe.

INFO

ZINK UND DIABETES

Auch das Hormon Insulin benötigt Zink, um dafür sorgen zu können, dass jede Körperzelle mit Blutzucker und somit mit neuer Energie versorgt wird. Bei Zinkmangel wird zu wenig Insulin gebildet – und dieses kann auch nicht im Körper gespeichert werden: Folglich steigt der Blutzuckerspiegel an, was zu Insulinmangel und damit Diabetes führen kann.

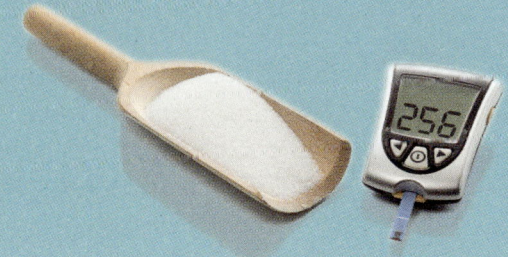

Ohne Zink sind wir nicht lebensfähig. Der Hauptgrund ist, dass Zink in der Natur Bestandteil von insgesamt über 300 verschiedenen Enzymen ist. Enzyme spielen im menschlichen Stoffwechsel eine bedeutende Rolle: Sie sind zuständig für den Auf- und Abbau von Eiweißmolekülen, lebenswichtigen essenziellen Fettsäuren, energiegeladenen Kohlenhydraten, Blutkörperchen und Botenstoffen für das Nervensystem. Fehlen diese Enzyme, kommt es zu massiven Störungen im Zucker- und Fettstoffwechsel, auch Alkohol kann nicht mehr abgebaut werden. Zwergenwuchs, Unfruchtbarkeit, schwere Lebererkrankungen, Blutkrankheiten, Diabetes, massive Darmstörungen und vielfache weitere Mangelerscheinungen können schon dann auftreten, wenn nur einige wenige zinkabhängige Enzyme eingeschränkt funktionieren.

Von entscheidender Bedeutung ist Zink auch für unsere Sehkraft. Ohne Zink kann ein für den Vitamin-A-Stoffwechsel notwendiges Enzym nicht arbeiten, und wir würden erblinden. Das Auge nachtaktiver Tiere, die auch im Dunkeln ihre Beute noch sehen können, enthält übrigens knapp 20-mal so viel Zink wie das des Menschen. Zinkmangel kann beim Menschen zur Nachtblindheit führen. Andere Sinneswahrnehmungen – wie etwa der Geruchs- und der Geschmackssinn – sind ebenfalls direkt von einer guten Zinkversorgung abhängig. Beeinträchtigungen können daher auch als erste Anzeichen für einen Zinkmangel gedeutet werden.

Zinkgehalt verschiedener Körperstrukturen

Gewebe	Zinkgehalt in mg	Anteil am Gesamtkörper-gehalt in Prozent
Skelettmuskulatur	1.500	60
Knochen	500–800	20–30
Haut und Haare	210	8
Leber	100–150	4–6
Gehirn, ZNS	40	1,6
Nieren	20	0,8
Verdauungstrakt	30	2
Milz	3	0,1

Kein Zellstoffwechsel ohne Zink

Ein weiterer Bereich, in dem Zink eine große Rolle spielt,
ist die Zellteilung. Das Spurenelement kontrolliert alle
Vorgänge, die mit dem Wachstum von Zellen und Gewebe zusammenhängen. Deshalb ist eine ausreichende
Zinkversorgung vor allem während der Schwangerschaft
und Stillzeit für das heranwachsende Kind und den älteren Menschen wichtig. Denn im Alter verlangsamt sich
der Zellstoffwechsel und braucht Unterstützung. Aber
auch der aktiv im Berufs- und Familienleben stehende
Mensch in den besten Jahren benötigt ausreichend Zink.
Zink unterstützt alle Reparaturprozesse im Zellstoffwechsel und ist ähnlich wie Beta-Karotin, Vitamin C und

Vitamin E ein Radikalenfänger. Freie Radikale entstehen bei vielen Stoffwechselvorgängen und durch schädigende Umwelteinflüsse. Sie beeinträchtigen den Organismus besonders stark, wenn er ohnehin durch Stress oder Krankheit geschwächt ist. Radikalenfänger wie Zink hindern diese aggressiven chemischen Verbindungen daran, Zellen zu schädigen.

Baumeister Zink

Große Mengen Zink benötigt unser Körper ebenfalls, um die Haut und alle Schleimhäute gesund zu erhalten. Die Haut schützt uns tagein, tagaus vor feindlichen Erregern, gibt dem Gewebe Form und Stabilität und wird ständig von innen, vom Unterhautgewebe her, erneuert. Genauso wie für eine gesunde und straffe Haut ist Zink ebenso für feste Finger- und Zehennägel sowie für schöne, glänzende Haare verantwortlich. Auch die Schleimhäute benötigen Zink, um gesund zu bleiben und ihre Funktion ausüben zu können. Sie kleiden den gesamten Verdauungstrakt vom Mund über die Speiseröhre, den Magen und den Dünndarm bis hin zum Enddarm aus. Ohne eine intakte Schleimhaut könnten wir keine Nährstoffe aufnehmen und wären Reizstoffen und Krankheitserregern, die in den Verdauungstrakt eindringen, schutzlos ausgeliefert. Nahrungsmittelallergien treten bei gesunder, funktionstüchtiger Darmschleimhaut bei Weitem nicht so häufig auf wie bei geschwächter und durchlässiger Darmwand. Genauso wichtig ist Zink für die Schleimhäute in den Atemwegen, der Lunge und den harnleitenden Organen.

Zink stärkt die Abwehrkräfte

In klinischen Untersuchungen konnte zweifelsfrei nachgewiesen werden, dass Zinkmangel das Immunsystem, also die Schutzpolizei des Körpers gegen eindringende Krankheitserreger und allergieauslösende Stoffe, erheblich schwächt. Zink ist direkt für die Bildung der Abwehrzellen mitverantwortlich, und die Botenstoffe, die die Arbeitsweise des Immunsystems steuern, sind ebenfalls zinkabhängig. Zink kann deshalb auch bei Krankheiten, die auf einer überschießenden Reaktion des Immunsystems beruhen, wirken. Deshalb hilft Zink auch bei Allergien oder rheumatoider Arthritis.

Abgespannt und müde ohne Zink

Es ist leicht vorstellbar, dass der Mangel an Zink schon allein deshalb auf die Stimmung drückt, weil so viele wichtige Körperfunktionen bei einer Mangelversorgung in Mitleidenschaft gezogen werden. Zink hat aber auch unmittelbaren Einfluss auf die Psyche des Menschen. So ist Zink zum Beispiel an der Bildung und Freisetzung von Botenstoffen des Gehirns – wie Serotonin oder Melatonin – beteiligt. Neurologen vermuten, dass Zinkmangel zur Entstehung von Schizophrenie, Depressionen und Magersucht zumindest beitragen kann. Zink schützt außerdem die Gehirnzellen vor giftigen Stoffen und hat Einfluss auf die Lern- und Gedächtnisleistung. Die Entstehung der als Alzheimer-Krankheit bekannt gewordenen Gedächtnisschwäche älterer Menschen kann möglicherweise durch eine ausreichende Zinkversorgung verbessert werden. Bei Müdigkeit, Konzentrationsschwäche und morgendlicher Antriebslosigkeit sollte die Gabe von Zink in der Therapie versucht werden, oft lassen sich dadurch überraschend gute Verbesserungen erzielen.

Darreichungsformen von Zink

Für die Versorgung mit Zink müssen Sie natürlich kein metallisches Zink in Reinform zu sich nehmen. Neben der Möglichkeit, den Speiseplan gezielt mit zinkreichen Nahrungsmitteln anzureichern, bietet die pharmazeutische Industrie zahlreiche Präparate an, die dem Organismus Zink in gut verwertbarer Art und Weise nebenwirkungsfrei anbieten. Über die verschiedenen Darreichungsformen können Sie sich detailliert in den Kapiteln Zinkbedarf und Zinkversorgung (siehe Seite 49 ff.) informieren. Es ist übrigens kaum möglich, dass Zink so stark überdosiert wird, dass Vergiftungserscheinungen auftreten könnten!

Zink und seine Verwertung im Körper

Die Zinkatome haben einen ziemlich langen und beschwerlichen Weg vor sich, bis sie von unserer Hand oder Gabel auch in die abgelegensten und kleinsten Körperzellen gelangen, wo sie ihren lebenswichtigen Dienst ausüben können. Glücklicherweise wird Zink nicht im eigentlichen Sinne verbraucht, wie zum Beispiel Fette und Kohlenhydrate. Denn diese Nahrungsbestandteile werden im Organismus vollständig zerlegt, damit Energie gewonnen werden kann oder neue Baustoffe für den Körper entstehen. Zink unterstützt in den meisten Fällen durch seine reine Anwesenheit die Enzyme, Zellen und andere Arbeitseinheiten beim Stoffwechsel, ohne sich selbst dabei zu verändern oder regelrecht abgebaut zu

Ein wichtiger Helfer bei vielen Stoffwechselvorgängen: das Spurenelement Zink!

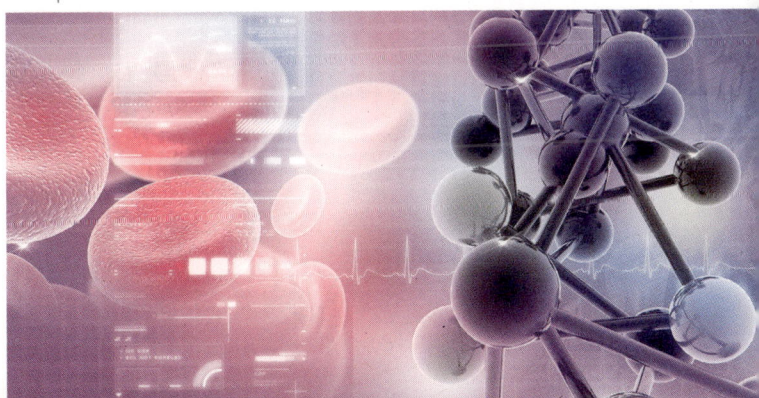

werden. Anders wäre es auch gar nicht möglich, dass so wenig Zink, es liegt ja nur in Spuren vor, so viele Aufgaben erfüllen könnte. Eigentlich müsste es also genügen, wenn sich der heranwachsende Embryo im Mutterleib seinen Zinkvorrat fürs Leben einmal zusammensammeln und in den Körperzellen abspeichern würde. Leben ist aber immer ein dynamischer Prozess. Zellen teilen sich, der Mensch wächst und vervielfacht seine Körpermasse und benötigt deshalb besonders während des Wachstums immer neuen Nachschub an Zink. Auch der erwachsene Mensch muss ständig alte und abgenutzte Zellen erneuern, und jede einzelne neue Zelle benötigt dazu Zink.

INFO

REGELMÄSSIGE »NACHLIEFERUNG«

Nachdem der menschliche Organismus Zink nur unzureichend speichern kann, ist er darauf angewiesen, das Spurenelement regelmäßig und in ausreichender Menge über die Nahrung aufzunehmen.

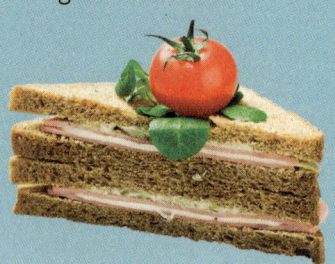

Komplizierte Regelmechanismen sorgen dafür, dass unserem Essen immer genug Zink entzogen wird. Bei einem Mangel wird Zink beispielsweise wesentlich besser aus den Speisen resorbiert, als bei einem ausreichenden Zinkstatus im Körper. Normalerweise scheidet ein gesunder Mensch auch kaum Zink über die Nieren aus, nur bei einer sehr guten Zinkversorgung steigt die Zinkmenge im Harn an. Dennoch verlieren wir ständig Zink über Haut, Haare, Schweiß und den Darm. Wenn die Nahrung nun einfach zu wenig Zink enthält, dann nützt auch das effektivste Zink-Aufnahmesystem nichts mehr. Denn wo nichts ist, kann auch nichts verwertet werden!

Wo die Natur Zink »versteckt« …

Zink ist in den Lebensmitteln natürlich nicht in seiner metallischen Reinform enthalten, sondern immer gebunden an andere Atome und Moleküle. Das ist in manchen Fällen gut für unseren Körper, weil er Zink in speziellen natürlichen Verbindungen besonders gut aufnehmen und weiterverarbeiten kann. Die Natur macht es uns aber nicht immer so leicht. Viele Zinkverbindungen in den Nahrungsmitteln sind für den Körper eine harte Nuss, die es zu knacken gilt, um an das lebenswichtige Mineral heranzukommen. Bereits daran kann man erkennen, dass der Zinkgehalt nicht das allein entscheidende Kriterium dafür ist, ob sich ein Nahrungsmittel gut eignet, den Zinkbedarf zu decken. Tierische Lebensmittel weisen zum Beispiel in der Regel einen hohen

Zinkgehalt auf und bieten das Zink in einer biologisch gut verwertbaren Form an.

Es wäre auch eine Illusion zu glauben, dass uns nach dem Verzehr einer Mahlzeit mit einem Zinkgehalt von, sagen wir einmal, fünf Milligramm auch wirklich die ganzen fünf Milligramm für den Stoffwechsel zur Verfügung stehen. Die Weltgesundheitsorganisation WHO hat herausgefunden, dass je nach Nahrungszusammensetzung nur zehn bis maximal 40 Prozent des enthaltenen Zinks aufgenommen werden können. Das bedeutet, dass von unseren fünf Milligramm Zink im Essen nur ein halbes bis zwei Milligramm auch wirklich ins Blut gelangen! Und dann ist das Zink noch nicht einmal in allen Zellen angekommen.

Welchen Weg nimmt das Spurenelement?

Normalerweise wird Zink aus der Nahrung über die Schleimhaut des Dünndarms aufgenommen. Dieser Vorgang findet hauptsächlich in dem Teil des Dünndarms statt, der sich an den Zwölffingerdarm anschließt und Jejunum oder Leerdarm heißt. Im Magen und in den tieferen Darmabschnitten wird Zink nicht in erwähnenswerter Menge aufgenommen. Bei ausreichend hohem Zinkgehalt in der Nahrung kann das Zink passiv, also ohne großen Arbeitsaufwand für den Körper, in die Zellen der Dünndarmschleimhaut übergehen, um von dort seinen langen Weg über das Blut und die Leber zu den Zielorganen anzutreten.

Metallbindende Proteine

Für den Notfall hat sich die Natur auch noch andere Mechanismen einfallen lassen, um an das begehrte Zink heranzukommen. So enthalten die Verdauungssäfte Eiweißstoffe, die Metalle an sich binden können. Diese metallbindenden Proteine spielen eine ganz bedeutende Rolle bei der Zinkaufnahme. Aus der Dünndarmzelle wird das Zink zunächst einmal mit dem Blut über die mächtige Pfortader in die Leber transportiert. Letztere ist sozusagen die chemische Fabrik des Körpers. Sie ist so aktiv, dass ihre Kerntemperatur stets einige Grade

INFO

WAS SIND CARRIER?

Bei Zinkarmut und erhöhtem Zinkbedarf setzen aktive Mechanismen ein, durch die das Zink an Trägermoleküle, sogenannte Carrier, gebunden und unter Energieverbrauch in die Schleimhautzellen gebracht wird. Unser Körper scheut also keine Mühen, sich ausreichend mit Nährstoffen und dem lebenswichtigen Zink zu versorgen. Dieser aktive Aufnahmeprozess funktioniert natürlich um so besser, wenn das Zink im Essen schon an geeignete Transportvehikel gebunden ist. Komplexbildende Aminosäuren, also Eiweißbausteine wie Histidin, Alanin oder Zystein, die in eiweißreicher tierischer Nahrung enthalten sind, sind solche Carrier.

über der normalen Körpertemperatur liegt. Die Leberzellen stürzen sich förmlich auf das ankommende Zink,
bauen es in Dutzende von Enzymen ein und geben es in
optimalen Verbindungen wieder an das Blut ab, sodass
es schließlich überallhin verteilt werden kann. Der Körper
geht sogar äußerst sorgsam mit dem wertvollen Spurenelement Zink um. Wie viel Zink der Körper tatsächlich
absorbiert, ist auch von seinem physiologischen Zustand
und der Anwesenheit anderer Nährstoffe abhängig.
Auch interne Faktoren wie etwa eine Darmentzündung
und eine Verminderung der Funktionsfähigkeit der
Darmschleimhaut können die Absorptionsfähigkeit
beeinträchtigen.

Zink gelangt über die Nahrung und den Dünndarm ins Blut.

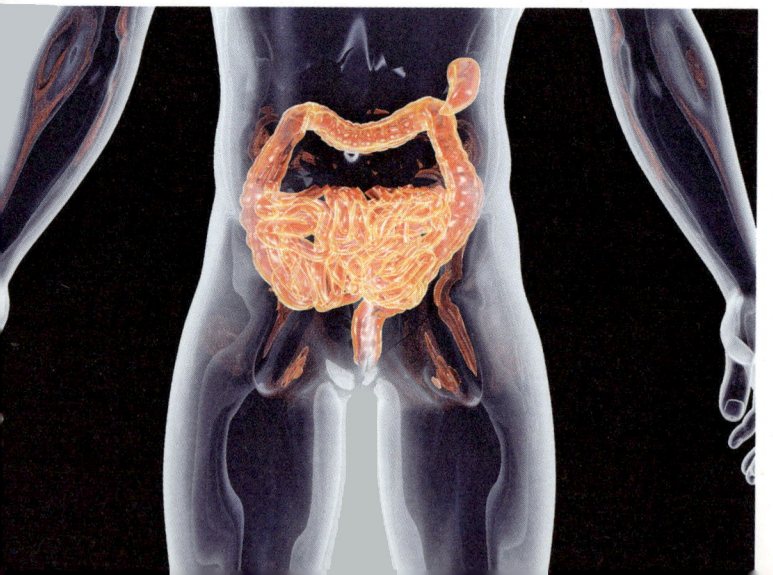

Wohin mit den Überresten?

Gelangt Zink mit anderen Abfallprodukten zusammen in die Galle, wird das lebensnotwendige Zink nicht ausgeschieden. Wenn es in den Zwölffingerdarm kommt, wird es erneut aufgenommen und über die Pfortader wieder zur Leber zurücktransportiert. Überhaupt wird Zink vom Körper nicht aktiv ausgeschieden, im Gegenteil, es wird keine Mühe unterlassen, das wertvolle Metall zu binden. Zink verlässt den Organismus nur, wenn es nicht aufgenommen werden konnte – weil beispielsweise Krankheiten den Zinkstoffwechsel stören – oder mit Körperzellen, die alt und verbraucht sind, abgestoßen wird. Von unseren Ausscheidungen enthält der Stuhl das meiste Zink. Es handelt sich dabei um Zink, das in der Nahrung so gebunden war, dass es nicht absorbiert werden konnte. Der durchschnittliche Zinkverlust über die Nieren bzw. den Urin ist mit circa 300 Mikrogramm pro Tag äußerst gering. Schließlich verlieren wir noch sehr kleine Mengen Zink über Haare, Schweiß und Schuppenbildung. Dieser Verlust kann normalerweise aber vernachlässigt werden.

Das hemmt die Zinkaufnahme

Man kann sich sicherlich leicht vorstellen, dass es bei solch einem komplizierten Mechanismus wie der Zinkverwertung viele Faktoren gibt, die unsere Versorgung mit dem Spurenelement behindern können. Das alles entscheidende Kriterium ist natürlich, ob ein Nahrungsmittel überhaupt Zink in einer für uns verwertbaren

Form enthält. Wer seinen Kalorienbedarf überwiegend mit Süßwaren oder Zucker in Reinform deckt, hat mit Sicherheit zumindest einen latenten Zinkmangel. Auch alkoholische Getränke wie Bier und Wein enthalten kaum Zink. Fette und Öle sind ebenfalls nahezu frei von Zink. Auch durch eine falsche Zubereitungsweise oder durch die industrielle Verarbeitung können Nahrungsmittel zinkarm sein, wie beispielsweise das Kantinenessen oder Speisen aus Fast-Food-Restaurants.

In Backwaren, die aus weißem Mehl hergestellt wurden, fehlt das Element fast völlig. Zink befindet sich nämlich in erster Linie im Keim und in den Randschichten des Getreidekorns, also genau in den Teilen, die in der Mühle bei der Weißmehlherstellung entfernt werden. 80 Prozent des Getreidezinks gehen dabei verloren. Allerdings

ZINKKILLER STRESS

INFO

Ein weiterer Faktor, der sich negativ auf die Zinkaufnahme auswirkt, ist Stress, besonders während der Mahlzeiten. Ein gestresster Mensch braucht grundsätzlich mehr Zink und andere Vitalstoffe als ein ausgeglichener Zeitgenosse. Wer unter Stress isst, verwertet die Nahrung außerdem relativ schlecht. Das bedeutet, dass Zink trotz erhöhtem Bedarf nur mäßig vom Körper absorbiert werden kann.

gibt es bei Zink und Getreide noch eine Besonderheit, auf die wir später kommen werden.

Ernährungsgewohnheiten spielen auch insofern eine Rolle, als dass Zink aus pflanzlicher Nahrung deutlich schlechter aufgenommen werden kann als aus tierischen Produkten. Deshalb kann Zinkmangel für Veganer, die auch auf Milch, Eier und Milchprodukte verzichten, durchaus ein Thema sein. Zink aus den bei reinen Vegetariern als Kraftquelle beliebten Nüssen und Hülsenfrüchten wird nämlich nur mäßig verwertet. Auch aus unbehandeltem Getreide kann sich der Körper nur unzureichend mit Zink versorgen, obwohl es sogar einen relativ großen Zinkgehalt besitzt. Der Störfaktor ist die Phytinsäure, eine Phosphorverbindung, die die Aufnahme von Mineralien und Spurenelementen und vielleicht sogar von Vitamin B_1 blockiert. Einer neueren Theorie zufolge ist die Phytinsäure ein sogenannter Schutzstoff, den Pflanzen entwickelt haben, um für Fressfeinde weniger attraktiv zu sein. Diese Substanz baut sich aber bei der Keimung des Getreides und durch eine klassische 24-stündige Sauerteigführung beim Brotbacken zu Inosit ab, einem nützlichen B-Vitamin, das die Zinkaufnahme nicht mehr beeinträchtigt. Traditionell zubereitetes Vollkorn-Sauerteigbrot ist also durchaus als ein guter Zinklieferant zu empfehlen.

Übrigens haben Untersuchungen ergeben, dass die Zinkaufnahme aus phytinsäurehaltigen Vollkornprodukten durch Zitronensäure erheblich verbessert werden kann.

TIPP

Fügen Sie Getreidegerichten geringe Mengen von Zitronen-saft hinzu, oder trinken Sie dazu etwas Fruchtsaft. So kann die Bioverfügbarkeit von Zink verbessert werden.

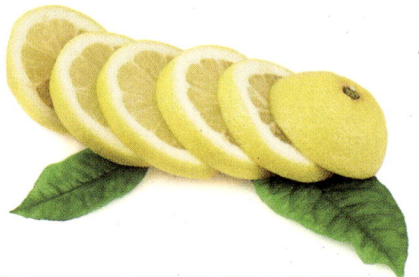

Die »Heiße Zitrone« mit Zinkzufuhr ist daher ein beliebtes und effektives Getränk, das in der kalten Jahreszeit heiß genossen wird und im Sommer als Kaltgetränk für Erfrischung und einen wahren Immunkick sorgt. Der Vollständigkeit halber soll noch erwähnt werden, dass auch eine ballaststoffreiche Ernährung die Zinkaufnahme hemmt. Allerdings muss dies etwas relativiert werden. Einerseits bilden Ballaststoffe mit Zink sehr schwer lösbare Komplexe, die über den Darm kaum aufgenommen werden können, andererseits sind Ballaststoffe unverzichtbar für ein gutes Funktionieren unseres Darms. Sie regen die Darmtätigkeit an und sorgen dafür, dass der Speisebrei gut durchmengt und verdaut wird, aber nicht zu lange im Darm liegen bleibt, sodass keine Gärungs- und Fäulnisgase entstehen können.

Die Funktionen von Zink im Organismus

Zink ist an vielen Körperprozessen beteiligt. Schauen wir genauer hin, wo!

Zink – der Regulator für 300 Enzyme

Das Wort Enzym kommt aus dem Griechischen und bedeutet »in der Hefe«. Hefe wird von den Menschen schon seit Jahrtausenden genutzt, weil sie Stoffe enthält, die bei der Lebensmittelherstellung nützliche Prozesse in Gang setzen und beschleunigen. Ebenso wie die Stoffe in der Hefe für viele Aktivitäten nützlich sind, gibt es in der Natur Hunderte dieser Enzyme, die als Biokatalysatoren für die verschiedensten biochemischen Vorgänge unentbehrlich sind. Enzyme sind Eiweißkörper, die jeweils eine ganz eigene Struktur besitzen. Dadurch passen sie wie der Schlüssel ins Schloss zu Körperzellen oder anderen Stoffen mit verwandten Strukturen. Die jeweiligen Enzyme steuern exakt die Aktivität dieser passenden Zellen oder biochemischen Stoffe. Aufgrund des Spurenelements Zink müssen die Enzyme zum Beispiel nicht so viel Energie für die Funktion von verschiedenen Abläufen aufbringen: Die eigene Aktivierungsenergie, die für den Start eines biochemischen Vorgangs notwendig ist, wird durch Zink gesenkt. Die Enzyme ermöglichen es zum Beispiel auch, dass unsere Nahrung in ihre Einzelbestandteile aufgespalten wird und über die Darmwand aufgenommen werden kann. Außerdem sorgen sie dafür, dass Wunden verheilen können, und sie steuern Tausende von Vorgängen in Organen und Körperflüssigkeiten. Zink ist ein katalytisches Element, das heißt, es löst die Wirkung eines Enzyms erst aus. Bis heute wurden über 300 dieser sogenannten Zink-Metall-Enzyme identifiziert. Dabei spielt Zink nicht in jedem Enzym die gleiche Rolle. Für das Enzym Alkoholdehydrogenase ist es beispielsweise ein wichtiger Strukturbaustein. Hier hat es weniger eine katalytische Wirkung, sondern ist für die Aufrechterhaltung seiner Form und Funktionsfähigkeit zuständig. Dieses Enzym baut Alkohol ab und übernimmt zudem eine wichtige Aufgabe in der Netzhaut der Augen.

Der dritte wichtige Bereich, in dem Zink für die Enzyme unentbehrlich ist, ist die sogenannte Genexpression der Enzyme. Das klingt zunächst viel komplizierter als es ist: Die Gene beherbergen die Erbanlagen, also die Informationen über Gestalt und Funktion jeder einzelnen lebendigen Zelle. Diese angelegten Eigenschaften müssen nun ausgebildet, also verwirklicht werden. Dieser Vorgang heißt Genexpression. Bei vielen Enzymen ist das Spurenelement Zink für ihre genetische Entwicklung absolut unverzichtbar.

Zink ist also wichtig für die Funktion, die Struktur und die korrekte Entstehung von über 300 Enzymen. Darunter spielen bestimmt über 100 dieser Enzyme eine bedeutende Rolle für unsere Gesundheit und unser Überleben, weil sie auf äußerst komplexe Weise auf alle Bereiche des Stoffwechsels regulierend einwirken.

Zink im Zusammenspiel mit der Immunabwehr

Zink greift direkt und in hohem Maße in die Abwehrleistungen unseres Immunsystems gegen Fremdstoffe und Krankheitserreger ein. Die Rolle von Zink – sowohl für die spezifischen Abwehrzellen wie Lymphozyten als auch für die unspezifischen Fresszellen wie Makrophagen – kann von keinem anderen Spurenelement übernommen werden.

Besonders bei so überaus komplizierten Systemen wie dem menschlichen Immunsystem wird deutlich, dass der Organismus immer als eine Ganzheit betrachtet werden muss. Kein Teilbereich kann ohne den anderen wirklich zufriedenstellend arbeiten.

Zink hilft bei der Abwehr von Krankheitserregern.

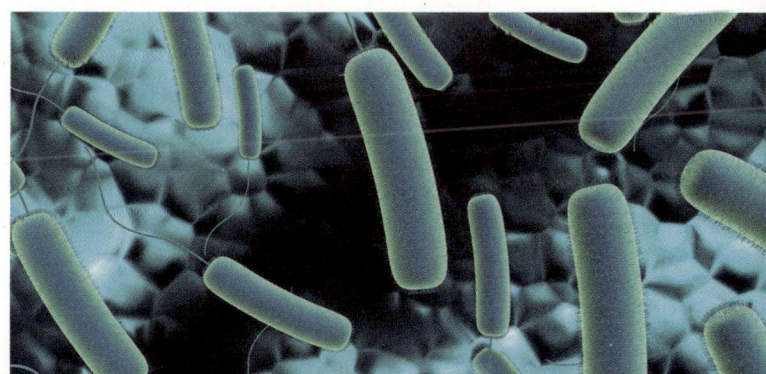

Zink für die Bildung neuer Lymphozyten

Lymphozyten sind Abwehrzellen, die ganz gezielt auf Krankheitserreger losgehen und das Abwehrgeschehen steuern. Einige dieser Zellen können sich sogar das Aussehen von Krankheitserregern über Jahrzehnte hin merken, sodass der Körper bei erneuter Infektion extrem schnell reagiert und das Ausbrechen der Erkrankung verhindert. Für die Funktion der ausgereiften Lymphozyten selbst ist Zink eigentlich gar nicht notwendig, der Nachschub an brauchbaren Lymphozyten aus dem Knochenmark kommt allerdings sehr schnell ins Stocken, wenn zu wenig Zink zur Verfügung steht. Zink ist also für die Entstehung der Lymphozyten unabdingbar.

Abwehrzellen aktivieren

Fertig ausgeprägte Abwehrzellen arbeiten zwar weiter, wenn das Zink knapp ist, es konnte aber nachgewiesen werden, dass sich ihre Aktivität durch eine verbesserte Zinkversorgung zusätzlich steigern lässt. So konnte die Immunfunktion bei Kindern, die unterernährt waren, durch Zinksubstitution sehr schnell stabilisiert werden. Zink beeinflusst aber auch noch andere Bereiche unseres Immunsystems: Die sogenannten »Natural Killer Cells«, Abwehrzellen, die auf die Vernichtung feindlicher Mikroorganismen und Zellstrukturen spezialisiert sind, werden durch Zink in ihrer Aktivität gesteuert. Dabei spielt die Hemmung dieser Zellen eine wichtige Rolle, da diese Kampfmaschinen auch »gute« Körperzellen angreifen.

Außer für die Zellen, die unmittelbar mit Abwehraktivitäten beschäftigt sind, ist Zink ebenfalls für zahlreiche Botenstoffe von Bedeutung, die die Aktivitäten der einzelnen Unterabteilungen des Immunsystems steuern und vermitteln.

INFO

ZINK UND DIE THYMUSDRÜSE

Die Thymusdrüse gilt vor allem bei Kindern und Jugendlichen als sehr wichtig. Hier werden die Lymphozyten für ihre Abwehrfunktion ausgebildet. Und eine gute Arbeit der Thymusdrüse ist ein ganzes Leben lang die Basis für ein funktionierendes Immunsystem. Doch bei Zinkmangelsyndromen bildet sich die Thymusdrüse deutlich zurück. Auch das Hormon Thymosin, das für die Prägeprozesse der Lymphozyten wichtig ist, ist zinkabhängig und stellt seine Funktion unter Zinkmangel ein.

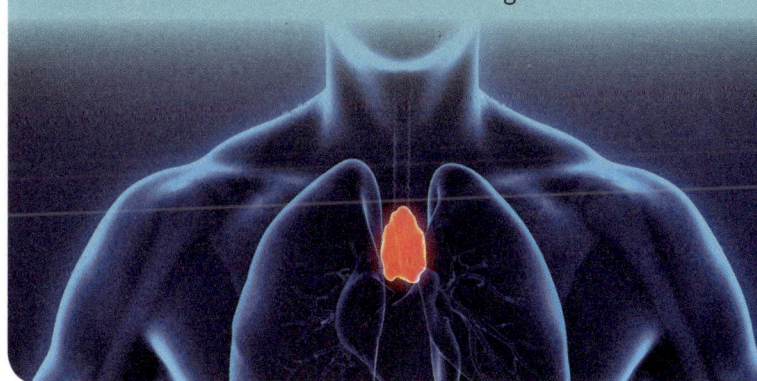

Die Schlüsselfunktion im Hormonstoffwechsel

Die zentrale Rolle, die das Zink im Hormonstoffwechsel spielt, ist vor allem für das Insulin und die Gonadotropine bekannt. Insulin wird in den sogenannten Langerhansschen Inselzellen der Bauchspeicheldrüse als Insulin-Zink-Komplex gespeichert. Dabei ist das Zink wichtig für die Herstellung, Speicherung, Ausschüttung und Wirksamkeit des Insulins. Insulin senkt in erster Linie den Blutzuckerspiegel, in dem es den Zellen Zucker zur Energiegewinnung zur Verfügung stellt oder Zucker in seiner Speicherform als Glykogen überführt. Wenn Insulin nicht mehr ausreichend in der Bauchspeicheldrüse hergestellt wird, oder wenn die Insulinfühler der Zellen nicht mehr auf das Insulin reagieren, steigt der Blutzuckerspiegel im Organismus an, und der Mensch erkrankt an Diabetes mellitus. Insulin beeinflusst zudem den Fett- und Eiweißstoffwechsel und somit das gesamte Stoffwechselgeschehen. Zink kann die Struktur des Insulins stabilisieren und ist darüber hinaus auch für die Reaktionsfähigkeit der Körperzellen auf Insulin mitverantwortlich.

Die Gonadotropine sind Hormone der Hirnanhangsdrüse und für die Entwicklung der männlichen und weiblichen Keimdrüsen verantwortlich. Bei der Frau sorgen sie während des Regelzyklus für die Reifung der Follikel und somit für ein befruchtungsfähiges Ei. Beim Mann sind diese Hormone für die Bildung von Samenzellen wichtig. Auch das männliche Geschlechtshormon Testosteron steht in engem Zusammenhang mit dem Zinkspiegel. Zinkmangel führt bei beiden Geschlechtern zu Wachstumsstörungen und mangelhafter sexueller Entwicklung. Eine Zeugungsunfähigkeit des Mannes kann bei einem akuten Zinkmangel relativ schnell auftreten.

Weitere Wirkungen auf Hormone

+ Zink wirkt im positiven Sinne auf die Hormone von Schilddrüse und Nebenschilddrüse und auf das Prolaktin ein, das die Milchbildung bei schwangeren Frauen steuert.
+ Zink greift auch in den Stoffwechsel der Steroidhormone ein. Das sind in erster Linie die Geschlechtshormone und die etwa 50 verschiedenen Hormone der Nebennierenrinde wie zum Beispiel Progesteron, Östrogen, Aldosteron, Kortisol und Kortison.
+ Das Parathormon und das Kalzitonin aus der Schilddrüse regulieren den Kalziumstoffwechsel und spielen bei der Entkalkung der Knochen, der Osteoporose, eine bedeutende Rolle. Auch diese Funktionen unterstützt das Spurenelement Zink.

Zink für die Sehkraft und den Vitamin-A-Stoffwechsel

Auch für die Sehfähigkeit ist das Zink – indirekt über den Vitamin-A-Stoffwechsel – ausgesprochen wichtig. Ein vor allem für das Sehen in der Dämmerung bedeutender Umwandlungsprozess des Vitamins A wird von einem zinkabhängigen Enzym ausgelöst. Zink wirkt also nicht unmittelbar in den lichtempfindlichen Zellen unserer Netzhaut, es wird aber unbedingt dazu benötigt, um den Sehpurpur herzustellen. Der Sehpurpur ist Teil der lichtempfindlichsten Zellen unserer Netzhaut, über die wir Licht wahrnehmen können. Unter Lichteinwirkung verändert sich der Sehpurpur und muss daher ständig erneuert werden. Das Auge zählt deshalb zu den zinkhaltigsten Geweben unseres Körpers. Der extrem lichtempfindliche Sehpurpur ist eine wichtige Errungenschaft der Evolution. Selbst in relativ großer Dunkelheit, in der unsere Augen Farben schon gar nicht mehr wahrnehmen können, erlaubt uns der Sehpurpur noch visuelle Sinneseindrücke in Schwarz-Weiß.

Wissenschaftliche Untersuchungen belegen, dass auch altersbedingte Verschlechterungen der Sehfähigkeit oft mit einem Zinkmangel einhergehen. Deshalb kann Nachtblindheit oder schlechtes Sehen in der Dämmerung ein Hinweis auf Zinkmangel sein.

Zink hilft, die Sehkraft zu verbessern und sie bis ins hohe Alter zu erhalten.

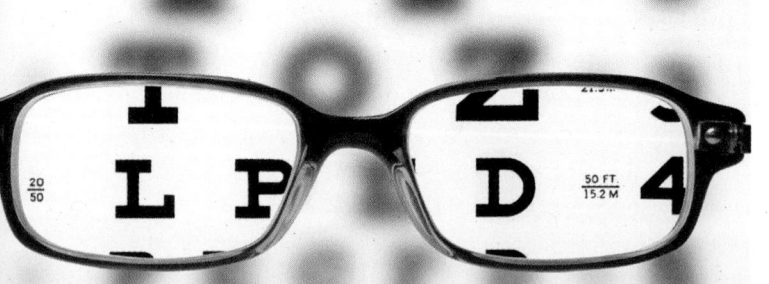

So beeinflusst Zink den Fettstoffwechsel

Der Fettstoffwechsel des Menschen kann in zwei wesentliche Bereiche aufgegliedert werden: nämlich einmal in die Aufschlüsselung und Bereitstellung der Nahrungsfette und zum anderen in den Abbau und die Verwertung überschüssiger Fettdepots des Körpers. Zink ist an all diesen Stoffwechselvorgängen maßgeblich beteiligt, weil zahlreiche zinkabhängige Enzyme die notwendigen biochemischen Reaktionen auslösen und steuern.

Fett kann im Darm der Nahrung nur über sehr komplizierte Anpassungsvorgänge entnommen und dem Organismus zur Verfügung gestellt werden. Fett ist wichtig für die Energieversorgung, die Elastizität der Blutgefäße, die Wärmedämmung des Körpers und für die Zellwand jeder einzelnen Zelle. Nur ein übermäßiger Fettverzehr – bei gleichzeitig mangelnder körperlicher Bewegung – lässt Fett zu einem Problem werden.

Die sogenannten essenziellen Fettsäuren, beispielsweise die Linolsäure, müssen wir sogar über die Nahrung aufnehmen, da unser Körper sie nicht selbst herstellen kann. Diese Fettsäuren sind wichtige Bestandteile des Zellkerns, der Zellwand und vieler Hormone. Mangelzustände können zu verschiedenen Stoffwechselerkrankungen führen. Auch die Mobilisation von Fett aus den Fettdepots des Körpers in Zeiten mangelhafter Ernährung funktioniert nur über die durch Zink gesteuerten Enzymaktivitäten.

Die antioxidative Schutzwirkung von Zink

Um verstehen zu können, was es mit der antioxidativen Schutzwirkung des Zinks auf sich hat, müssen wir zuerst einmal grob umreißen, vor welcher Bedrohung unser Organismus geschützt werden muss. Oxidation ist zunächst einmal ein in der Natur allgegenwärtiger Vorgang. Zwei Stoffe reagieren miteinander, wobei der eine Stoff an den anderen Elektronen abgibt. Dabei wird Energie frei, und es entstehen neue chemische Verbindungen. Das Reduktionsmittel gibt seine Elektronen an das Oxidationsmittel ab, man spricht auch von Verbrennung. Sauerstoff ist nun ein besonders aggressives Oxidationsmittel, das von nahezu jedem anderen chemischen Element Elektronen an sich reißt.

Vor Millionen von Jahren herrschte auf der Erde noch eine Stickstoffatmosphäre, und die Mikroben stellten ihre Energie durch Gärungsprozesse aus Kohlenhydraten her. Dann »entdeckten« die Meeresalgen die Fotosynthese. Kohlendioxid und Wasser werden unter Einwirkung des Sonnenlichts in den Energiespeicher Glukose (Zucker) und große Mengen Sauerstoff umgewandelt. Dieser Sauerstoff war einerseits die Grundlage für die Entwicklung höherer Lebewesen, aber andererseits wegen seiner Aggressivität eine Bedrohung für jede lebende Zelle. So entstanden Schutzmechanismen der Zellen gegen die Oxidation durch den Sauerstoff. Natürlich haben auch andere chemische Elemente und Verbindungen oxidative Wirkungen auf die Zellen. Man bezeichnet diese Verbindungen als freie Radikale. Freie Radikale entstehen automatisch bei jeder Stoffwechselaktivität, in unserer Zeit aber auch vermehrt durch Umweltverschmutzung, Strahlenbelastung oder Tabakkonsum.

Antioxidantien, Radikalenfänger, sind Schutzstoffe, die die Zellwände stabilisieren und die Aggressivität der freien Radikale mindern. Sehr wirkungsvolle Antioxidantien sind Vitamin C, Vitamin E, Provitamin A, Selen und ebenso das Zink. Zink ist Bestandteil des Enzyms Superoxid-Dismutase, welches die Zellmembranen vor Oxidation und damit vor den gefährlichen freien Radikalen schützt, die den Zellalterungsprozess beschleunigen und ursächlich an verschiedenen Krankheitsentstehungen beteiligt sein können.

Zink beim Sport

Besonders bei körperlicher Belastung ist die Stoffwechselaktivität des Organismus deutlich erhöht, sodass alle zinkgebundenen Vorgänge verstärkt ablaufen. Sportler und auch Menschen, die schwer körperlich arbeiten, sondern mit dem Schweiß vermehrt Zink ab. Außerdem konnte festgestellt werden, dass bei hoher körperlicher Belastung die Zinkausscheidung über den Urin deutlich erhöht ist.

Leider führt die hohe Belastung unserer Atemluft mit Radikalenquellen wie Stickoxid, Schwefeldioxid, Kohlenmonoxid, Ozon, metallischem Feinstaub und anderen

Schadstoffen durch die intensivierte Atmung besonders beim Sport zu einer vermehrten Aufnahme dieser schädlichen Stoffe. Deshalb ist gerade für Sportler ein antioxidativer Zellschutz besonders wichtig.

Erinnern Sie sich außerdem an die wichtige Rolle des Zinks im Insulinstoffwechsel: Der Muskel braucht Glukose zur Energiegewinnung. Ohne Insulin kann die Glukose nicht in die Muskelzelle aufgenommen werden, und ohne Zink funktioniert der Insulinmechanismus nicht. Zink ist darüber hinaus für die Regenerationsfähigkeit des Gewebes von besonderer Bedeutung. Nach sportlicher Anstrengung, ganz besonders natürlich nach Wettkämpfen, muss sich der Körper regenerieren. Das Muskelgewebe wurde stark beansprucht, mikroskopisch kleine Risse von Muskelfasern müssen »repariert« und die Abwehrkräfte gestärkt werden. Und für all diese

Mineralstoffe werden beim Sport übermäßig verbraucht und auch vermehrt ausgeschieden.

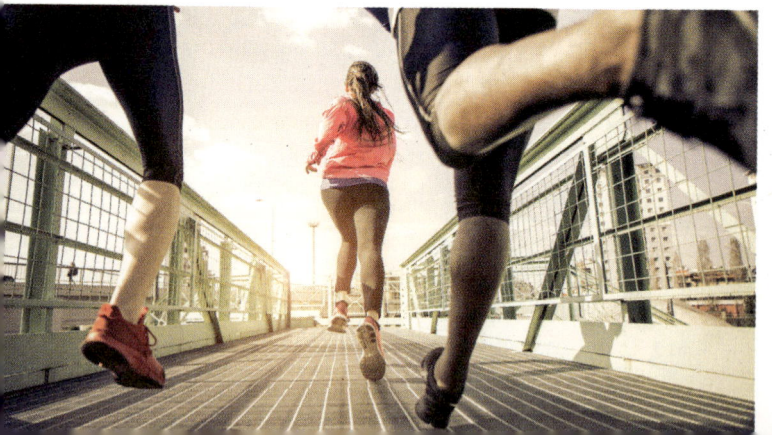

Vorgänge wird Zink benötigt. Deshalb sollten Sportler, die sich mangels guter Grundkondition oftmals sehr übernehmen und auslaugen, nicht auf eine Substitution mit Zink verzichten. Zink hilft auch bei Sportverletzungen (in Form von oralen Gaben und als Salbe), weil es die Wundheilung verbessert.

Der Einfluss von Zink auf Psyche und Nervensystem

Zink ist für das Gehirn, das Nervensystem und die Psyche von großer Bedeutung – und das bereits für den Embryo im Mutterleib. Ein Zinkmangel im embryonalen Stadium kann schon bis zur vierten Schwangerschaftswoche zu schweren Fehlbildungen und Defekten bei der Entwicklung des Gehirns und Nervensystems führen. Aus dem sogenannten Neuralrohr entstehen Gehirn und Rückenmark. Gehirnmissbildungen, offenes Rückenmark (Spina bifida) oder Wasserkopf (Hydrozephalus) können die Folgen von Zinkmangel sein. Dieser begünstigt in der Schwangerschaft Fehlentwicklungen, wie bei neurologischen Untersuchungen festgestellt wurde.

Aber auch auf weniger dramatische Weise wirkt sich Zink auf die Funktionen unseres zentralen Nervensystems aus. Zahlreiche neurochemische Prozesse sind zinkabhängig. Zink ist, wie könnte es anders sein, Bestandteil vieler wichtiger Enzyme in der Gehirnregion, besonders im Bereich des sogenannten Hippocampus. Dieser wiederum ist ein Teil des limbischen Systems unseres

Gehirns. Es regelt das Affekt- und Triebverhalten und zahlreiche psychovegetative Organfunktionen. Auch für die Gedächtnisleistung scheint es bedeutsam zu sein. Sie sehen schon, dass Psyche, Nervensystem und Zink sehr eng miteinander verknüpft sind und deshalb die verschiedenartigsten Auswirkungen eines Zinkdefizits auf unser Wohlbefinden vorstellbar sind.

Übrigens beherbergt der Hippocampus das Riechzentrum, sodass Auswirkungen eines Zinkmangels auch auf unsere Geruchs- und Geschmackswahrnehmung denkbar sind. Interessanterweise ist die Zinktherapie bei Störungen des Geruchs- und Geschmackssinns – insbesondere bei psychiatrischen Patienten – erstaunlich erfolgreich.

Bei der Alzheimer-Krankheit, die die Merk- und Denkfähigkeit erheblich mindert, sind der Hippocampus und die Regionen der Hirnrinde, die viele zinkabhängige Nervenfasern besitzen, besonders von der Degeneration betroffen. Was Neurologen als Hinweis darauf werten, dass ein Zinkmangel die Entstehung dieser wahrscheinlich erblich bedingten Nervenkrankheit zumindest begünstigt.

Ein hoher Kupferspiegel, bedingt zum Beispiel durch die Einnahme der Antibabypille, wird für Depressionen und Spannungszustände vor der Menstruation und im Wochenbett mitverantwortlich gemacht. Die ausreichende Versorgung mit Zink dämpft diese Zustände und hat sich in der Therapie bewährt.

Weiterhin ist bekannt, dass Zinkmangel zu einer Beeinträchtigung des Prostaglandin-Stoffwechsels führt,
womit sich häufig psychische Störungen und Hyper-
aktivität von Kindern erklären lassen. Zinkdefizite führen,
besonders während der Hirnentwicklung, zu Veränderungen der Emotionalität im Sinne einer gewissen Träg-
heit oder Lethargie. Außerdem leiden darunter Lernfä-
higkeit, Konzentration, Aufmerksamkeit und Gedächtnis.
Zink wird auch mit der Synthese von sogenannten
Glückshormonen im Gehirn in Verbindung gebracht,
die für Lust, Spannkraft und positives Erleben unserer
Umwelt wichtig sind. Zahlreiche Botenstoffe, die ihre
Aufgabe in der Übertragung von Impulsen von einer
Nervenzelle zur nächsten haben, sind übrigens auch
zinkabhängig. Und alle Übertragungsprozesse in der
Gehirnrinde, die durch den Botenstoff Glutamin erzeugt
werden, sind zinkabhängig.

Unser Nervenkostüm braucht Zink, um stark zu bleiben.

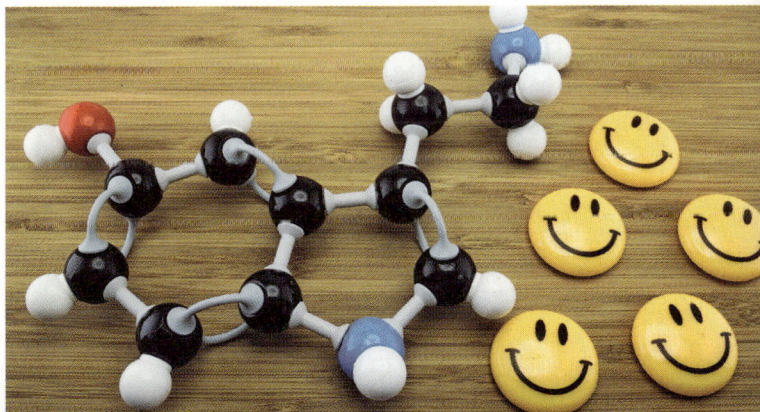

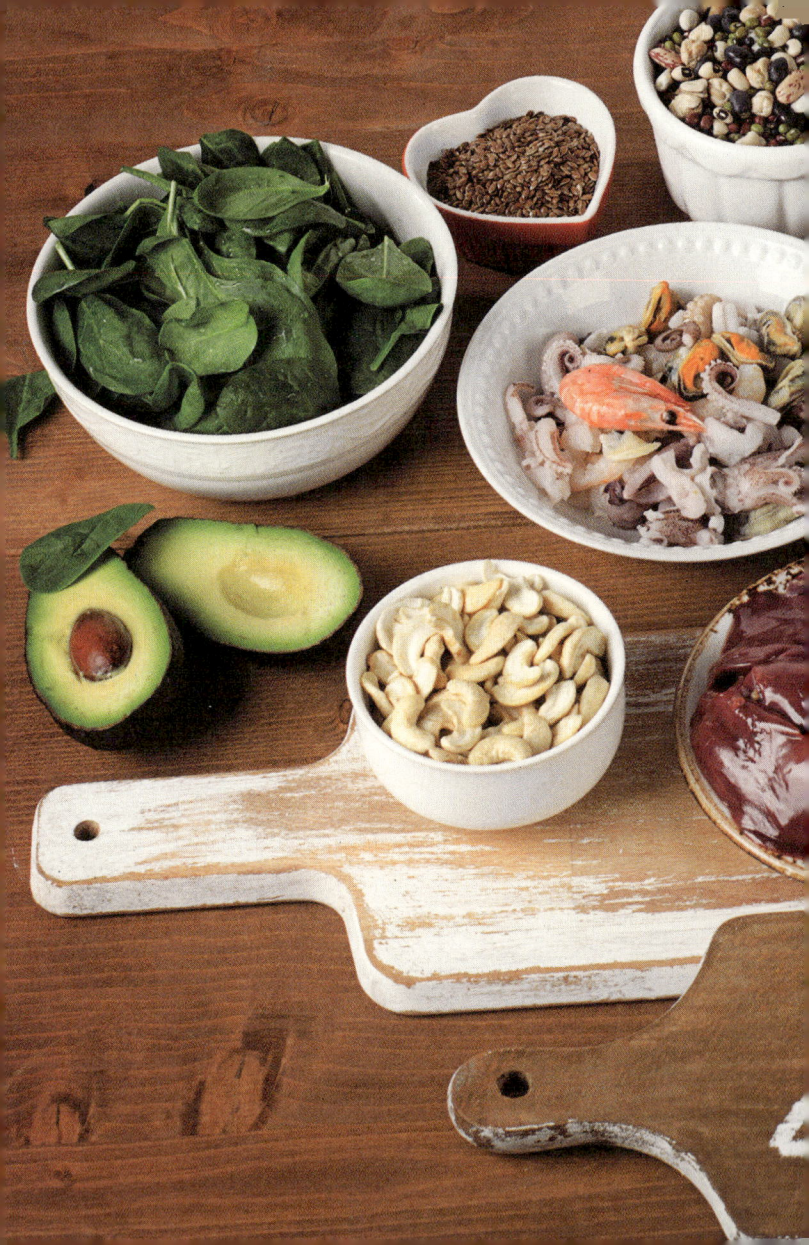

Zinkbedarf, Zinkversorgung, Zinkmangel

Wie viel des wertvollen Minerals brauchen wir,

woher bekommen wir Zink, und was passiert,

wenn wir zu wenig davon im Körper haben?

Der Bedarf an Zink für den Organismus

Je nach seelischer und körperlicher Verfassung sowie dem individuellen Lebensalter ist der Wert, den der menschliche Körper braucht, leicht verschieden.

Der Tagesbedarf

Der tägliche Zinkbedarf richtet sich also nach Alter, Körpergewicht, Geschlecht und Gesundheitszustand. Der empfohlene Tagesbedarf von Nahrungszink liegt bei zwölf bis 15 Milligramm. Männer sollten sich im oberen Bereich der empfohlenen Zinkaufnahme bewegen, Frauen benötigen etwas weniger. Kinder und Jugendliche brauchen im Verhältnis zu ihrer Körpergröße und ihrem Gewicht mehr Zink als Erwachsene. Ab einem Alter von vier Jahren werden von der Deutschen Gesellschaft für Ernährung (DGE) bereits zehn Milligramm Nahrungszink pro Tag empfohlen, ab 13 Jahren sogar die Dosis für einen Erwachsenen.

Schwangere Frauen und stillende Mütter benötigen deutlich mehr Zink als Männer. Eine schwangere oder stillende Frau muss zwar nicht für zwei essen – denn das führt meist nur zu Übergewicht –, sie sollte aber darauf achten, genug an lebenswichtigen Vitaminen, Mineralstoffen und Spurenelementen, die für die Entwicklung des Kindes wichtig sind, aufzunehmen.

Empfohlene Zinkzufuhr

	Alter	Zinkbedarf in mg/Tag
Säuglinge	0–5 Monate	3–4
	6–11 Monate	5
Kinder/ Jugendliche	1–6 Jahre	8–10
	7–12 Jahre	12
	13–18 Jahre	15
Erwachsene	über 19 Jahre	Frauen min. 12 Männer min. 15
Schwangere		20
Stillende Mütter		25

Einen deutlich erhöhten Zinkbedarf haben auch Senioren. Wenn man älter wird, kann die Nahrung nicht mehr so gut verwertet werden wie in jungen Jahren, außerdem werden die Essgewohnheiten oftmals recht einseitig, sodass die Zinkversorgung nicht mehr gewährleistet ist. Dabei spielt das Zink gerade im Alter eine große Rolle, damit die nachlassenden Funktionen des Körpers so gut wie möglich gefördert und unterstützt werden können: zum Beispiel in Sachen Augenlicht, Gedächtnisleistung und Wundheilung.

Deshalb brauchen auch Kranke, frisch Operierte und Rekonvaleszenten, also Menschen, die eine Erkrankung hinter sich haben und sich gerade wieder erholen, mehr Zink als gesunde Personen.

Nachfolgend werden wir uns noch mit weiteren Risiko-gruppen beschäftigen, die aufgrund ihrer Lebensum-stände oder bestehenden Erkrankungen gut auf ihre Mineralstoffversorgung achten müssen.

INFO

VORSICHT MANGEL!

Nach den Ergebnissen einer Studie über Lebensmittel- und Nährstoffaufnahme in der Bundesrepublik Deutsch-land beträgt die tägliche Zinkaufnahme bei Frauen durchschnittlich nur 9,7 Milligramm und bei Männern nur 12,1 Milligramm. Betrachtet man diese Werte, so muss für einen Großteil der deutschen Bevölkerung zumindest von einem latenten Zinkmangel ausgegangen werden.

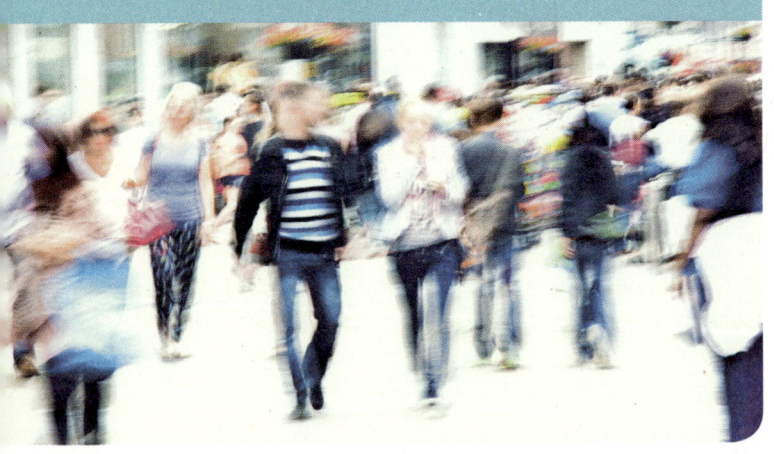

Die wichtigsten Zinklieferanten

In fast allen Nahrungsmitteln ist Zink enthalten, allerdings in unterschiedlich hohen Konzentrationen. Und wie Sie ja bereits wissen, ist die Verwertbarkeit des Zinks von größerer Bedeutung als die vorhandene Menge an Zink in einem Nahrungsmittel. So enthalten zum Beispiel Vollkorngetreide oder Hülsenfrüchte gleich viel oder sogar mehr Zink als manche Lebensmittel tierischen Ursprungs.

Dennoch kann der Körper das an tierisches Eiweiß gebundene Zink besser aufnehmen als das Zink der Pflanzen. Dies liegt an der in Pflanzen enthaltenen Phytinsäure und dem hohen Ballaststoffgehalt. Aufgrund der Wichtigkeit soll noch einmal wiederholt werden, dass das Ankeimen von Getreide die Umwandlung von Phytinsäure zu Inosit, einem wertvollen B-Vitamin, bewirkt, wodurch das Zink des gekeimten Getreides auch gut verwertet werden kann. Hefebrot oder Backwaren aus chemischem Kunstsauerteig bieten diesen Vorteil allerdings nicht, selbst wenn sie aus Vollkorngetreide hergestellt worden sind.

Zucker, Fett und weißes Feinmehl sind extrem schlechte Zinklieferanten. Nahrungsmittel wie Süßigkeiten, Kuchen, Torten, Feingebäck, helle Nudeln und Weißbrot sollten Sie weitgehend von Ihrem Speiseplan streichen, da sie Vitamin- und Mineralstoffräuber ersten Ranges sind.

Folgende Tipps sollen Ihnen helfen, den Verlust an Vitaminen und Spurenelementen bei der Zubereitung der Speisen möglichst gering zu halten:

+ Bevorzugen Sie Obst und Gemüse aus biologischem Anbau, denn dann müssen Sie die Schale nicht unbedingt entfernen. Direkt unter der Schale sitzen nämlich bei vielen Gemüsen, wie zum Beispiel bei Kartoffeln und Karotten, die allermeisten Mineralstoffe.

+ Zerkleinern Sie Obst und Gemüse nicht vor dem Waschen, damit Mineralstoffe nicht herausgespült werden können.

+ Wässern Sie Salate nur kurz. Denn viele wertvolle Stoffe sind wasserlöslich und verabschieden sich dann durch den Abfluss Ihrer Spüle.

+ Werten Sie Salate, Gemüsegerichte, Eintöpfe und Breie durch die Zugabe von gekeimtem Getreide auf.

Grundsätzlich stammen bei durchschnittlicher Mischkost etwa 33 Prozent des Zinks aus Fleisch und Fleischwaren, 25 Prozent aus Milch, Milchprodukten und Eiern, 20 Prozent aus Getreideprodukten (falls Vollkorn verwendet wurde) und die restlichen 22 Prozent aus verschiedenen tierischen wie pflanzlichen Nahrungsmitteln.

Die folgende Tabelle gibt Ihnen den durchschnittlichen Zinkgehalt einiger wichtiger Nahrungsmittel in Milligramm pro 100 Gramm an. **Achtung:** Der Gehalt unterliegt je nach Bodenbeschaffenheit und Jahreszeit Schwankungen.

Nahrungsmittel	Zinkgehalt in mg/100 g
Austern	86
Broccoli	1
Fette, Öle, Butter	0,1–0,4
Fisch	0,5–1,5
Gemüse, sonstige	0,2–0,6
Getränke, alkoholisch	0,01–0,25
Getreide, gekeimt	8–12
Getreideflocken	4–10
Hühnerei	1,1
Kakao, Schokolade	2–3
Kartoffeln	0,25
Käse, je nach Sorte	2–4
Leber	5–8
Nüsse	2–4
Obst	0,1–0,25
Orangensaft	0,05
Pilze	1
Reis, unpoliert	1,4
Reis, weiß	0,5
Rindfleisch	4–5
Rosenkohl	1
Schweinefleisch	2
Shrimps, Garnelen	1,5–2,3
Truthahn	2
Vollkornsauerteigbrot	1–2,5
Vollmilch	0,5
Weißmehl	0,5
Weizenkeime	12
Weizenkleie	13

Zink als Nahrungsergänzungs-Präparat

Nahrungsergänzungen mit Zink eignen sich, den Zinkspiegel auf ausreichendem Niveau zu halten, wenn Sie
zu einer der genannten Personengruppe gehören:
Schulkinder, Jugendliche und junge Erwachsene, ältere
Menschen, Schwangere und stillende Mütter, Leistungssportler, Raucher, Menschen mit erhöhtem Blutzucker
und Personen, die regelmäßig Alkohol konsumieren.

INFO

ZINKVERBINDUNGEN

Das elementare Zink muss, um gezielt in die einzelnen
Zellen des Organismus zu gelangen, in denen das Zink
gebraucht wird, dem Körper in gut verträglicher und
verwertbarer Form angeboten werden. Gängige Zinkverbindungen, die in Zinkpräparaten vorliegen, sind:
Zinkgluconat, Zinkhistidin, Zinkaspartat und Zinkorotat.
Zinkorotat ist ein Salz der Orotsäure. Orotsäure
ist ein körpereigenes Produkt und gut
als Transportmittel geeignet,
um Zink in die Körperzellen
hineinzuschleusen.

Wichtige Zinkverbindungen

Zinkgluconat

Hier handelt es sich um ein Zinksalz der Gluconsäure. Diese Säure ist ein Zwischenprodukt des Kohlenhydrat-stoffwechsels, das in jeder Körperzelle vorkommt. Wieder haben wir es mit einem guten Transportmittel für Zink zu tun.

Zinkhistidin

Histidin ist ein halbessenzieller Eiweißbaustein, eine Aminosäure. In Verbindung mit dem Zink dient das Histidin wiederum als idealer Carrier, das heißt, es verbessert und ermöglicht eine schnelle und gründliche Zinkverwertung.

Zinkaspartat

Die Asparaginsäure, ein körpereigener Stoff, vermag das Zink ebenfalls sehr schnell und zuverlässig in die Zelle zu bringen.

Dosierung

In der Regel wird Ihnen Ihr Arzt oder Heilpraktiker ein Zinkpräparat empfehlen und Ihnen genaue Anweisungen für die Einnahme und Dosierung geben. Halten Sie immer Rücksprache mit ihm, da es sein kann, dass die verabreichte Dosis im Laufe der Therapie erhöht oder gesenkt werden muss.

Bei Erkrankungen und in den verschiedenen Lebensphasen werden folgende Zinkdosierungen empfohlen:

Anwendungsgebiet	Dosierung in mg/Tag
Immunschwäche	20–30
Körperliche Anstrengung, Sport	10–20
Mangelvorbeugung (Erwachsene)	10–20
Wachstumsphasen oder Wachstumsstörungen	10–30
Schwangerschaft	10–20
Stillzeit	15–25
Fruchtbarkeits- und Sexualstörungen	10–20
Hauterkrankungen, Diabetes mellitus, Leber- und Darmerkrankungen	20–30
Nierenerkrankungen	10–20
Neuropsychiatrische Erkrankungen	10–20
Morbus Wilson	20–40
Rheuma	20–40
Schwermetallvergiftung	30–40

INFO

ZINKALLERGIE UND WECHSELWIRKUNGEN

Es können Probleme bei der Zinkeinnahme auftreten, allerdings ist dafür nicht eine grundsätzlich Giftigkeit des Zinks verantwortlich, sondern eine Reaktion des Immunsystems. Theoretisch kann eine Fehlsteuerung des Immunsystems zu Überreaktionen auf alles führen, womit unser Organismus konfrontiert wird. Allergien auf Zink sind aber sehr selten.

Zink sollte nicht gleichzeitig mit Medikamenten oder Präparaten eingenommen werden, die Eisen oder Kupfer in therapeutisch relevanten Dosierungen enthalten. Eisen und Kupfer beeinträchtigen die Aufnahme von Zink, und Zink vermindert andererseits die Verfügbarkeit von Kupfer. Sie sollten in solchen Fällen die einzelnen Präparate in Abständen von zwei bis drei Stunden einnehmen.

Nebenwirkungen

Grundsätzlich sind bei einer Zinkeinnahme im Rahmen der üblichen therapeutischen Dosierungen keinerlei Nebenwirkungen zu befürchten. 40 bis 50 Milligramm Zink pro Tag stehen bei verschiedenen Krankheitsbildern durchaus auf der Tagesordnung und werden in der Regel problemlos vertragen. Erst bei einer täglichen Zinkzufuhr von 150 bis 200 Milligramm könnte das Abwehrsystem in seiner Arbeit gestört werden. Sie müssen jedoch immer bedenken, dass diese Angaben sich auf den reinen Zinkgehalt beziehen und nicht auf die Menge des Zinkkomplexes in einer Tablette, in dem das Spurenelement gebunden ist. Sie müssten also täglich 15 bis 20 Tabletten eines Präparats, das zehn Milligramm reines Zink enthält, über einen längeren Zeitraum hinweg zu sich nehmen, um eventuell negative Auswirkungen festzustellen zu können. Bei einer Überdosierung treten unangenehmer Metallgeschmack auf der Zunge, Kopfschmerzen, Müdigkeit, Übelkeit und Erbrechen auf. Diese Beschwerden verschwinden innerhalb von einem Tag nach Normalisierung der Einnahmemenge wieder. Der Vollständigkeit halber sei noch erwähnt, dass Zink unter Umständen bei speziellen aktiven Autoimmunprozessen nicht verabreicht werden darf. Das gilt auch bei schweren Nierenleiden oder akutem Nierenversagen.

INFO

EINNAHME VOR DEM ESSEN

Achten Sie darauf, dass Sie Zink ungefähr eine Stunde vor dem Essen einnehmen, damit es im Darm vernünftig aufgenommen werden kann. Wie mehrere Untersuchungen gezeigt haben, hat es wenig Sinn, ein Zinkpräparat kurz vor, während oder nach einer Mahlzeit einzunehmen.

Zink – nicht nur in Nahrung und Tabletten

Zink in der Homöopathie

Die Homöopathie ist ein eigenständiges Heilsystem, das auf der Entdeckung der sogenannten Ähnlichkeitsregel beruht. Für die Behandlung von Krankheiten werden Arzneien tierischen, pflanzlichen oder mineralischen Ursprungs verwendet.

Die Ähnlichkeitsregel besagt, dass ein in hoher Verdünnung eingenommener Stoff die Beschwerden heilen kann, die denen ähnlich sind, die ein gesunder Mensch bekommt, wenn er denselben Stoff unverdünnt über längere Zeit zu sich nimmt.

Zincum metallicum – die homöopathische Variante von Zink

Auch Zink hat schon sehr früh Einzug in den homöopathischen Arzneimittelschatz gehalten. Interessant ist, dass die Erkenntnisse, die die homöopathischen Behandler über Zink gesammelt haben, in der modernen Spurenelementforschung seine Bestätigung finden.

Zink wird in der Homöopathie hauptsächlich bei Nervenschwäche und nervöser Überreizung verabreicht. Menschen, die Zincum metallicum – wie das reine und metallische Zink in der Homöopathie heißt – brauchen, sind meist überarbeitet, sehr empfindlich und neigen zu

Zuckungen und Zittern am ganzen Körper. Sehr bezeichnend für den »Zincum-Zustand« ist, dass Beine oder Füße ständig bewegt werden müssen. Auch die Erschöpfung ist ein zentrales Problem des Zincum-Patienten. Zincum-Typen haben einen schmalen Körperbau, sind blass, oft gesundheitlich angeschlagen, neigen zur Mutlosigkeit und glauben, den normalen Anforderungen des Alltags nicht mehr gewachsen zu sein. Alle Sinne reagieren überempfindlich auf Reizungen, sind aber dennoch in ihrer Funktion eingeschränkt. Geistig zeichnen sich Zincum-Patienten durch ein schwaches Gedächtnis, Unruhe und Konzentrationsstörungen aus. Frauen leiden unter einer unregelmäßigen Periode, die sich meist mit Niedergeschlagenheit, Nervosität und körperlicher Schwäche ankündigt.

Homöopathische Zinkgaben können bei psychischen Problemen helfen.

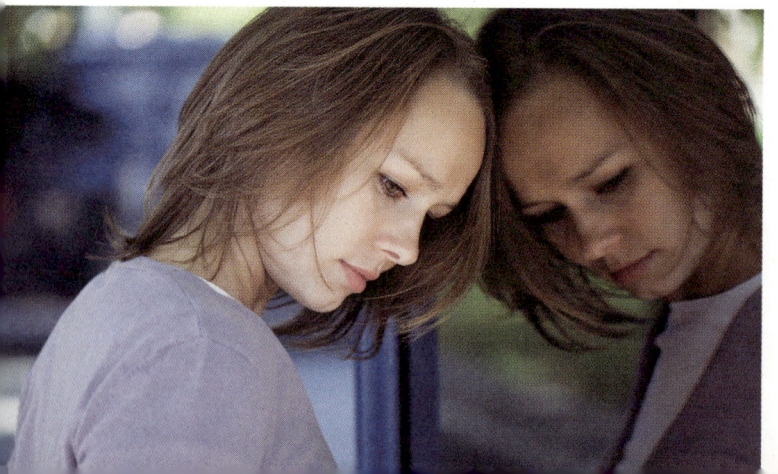

Neben Euphrasia (Augentrost) zählt Zincum metallicum außerdem zu den wichtigsten homöopathischen Mitteln bei Augenleiden.

Zincum-Zustände können sich auch entwickeln, nachdem Hautausschläge, zum Beispiel mit Kortisonsalben, unterdrückt wurden.

Zincum metallicum wird meist in relativ niedrigen Potenzen – zwischen D 4 und D 10 – verordnet.

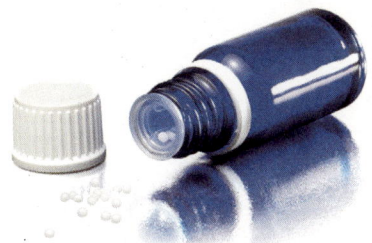

Zincum valerianicum (Zincum valerianum)

Ein sehr interessantes homöopathisches Mittel ist die Verbindung von Zink und dem Baldrianwirkstoff Isovalerianat im Zincum valerianicum. Dieses Mittel wirkt ganz besonders gut bei überreizten und geschwächten Nerven. Es hilft unruhigen Kindern mit Einschlaf- und Konzentrationsschwierigkeiten genauso wie älteren Menschen, die wegen Gedankenzudrang und nervösen Zuckungen nicht einschlafen können. Zincum valerianicum ist deshalb oft Bestandteil naturheilkundlicher Nerven- und Beruhigungsmittel. Als Einzelmittel mit der Potenz D 4 dreimal täglich je fünf Globuli, die letzte Gabe direkt vor dem Schlafengehen, einnehmen.

Zink in Salben und Lotionen

Zink wird in Salben, Lotionen und Sprühpräparaten bei der Wundversorgung und Hautpflege sehr geschätzt. Allein in Deutschland bieten mehrere Arzneimittelhersteller weit über zehn Salbenpräparate an, die als Hauptwirkstoff Zinkoxid enthalten. Zinkoxid wirkt stark adstringierend, das heißt zusammenziehend, sodass sich die Wundränder schneller schließen und besser abheilen können. Manchen Präparaten werden noch andere Inhaltsstoffe beigemischt, die die Heilwirkung des metallischen Bestandteils fördern. Zinksalben werden erfolgreich angewendet bei: nicht infizierten, also nicht eiternden Wunden, auch wenn diese recht großflächig sind, Schürfwunden, Verbrennungen ersten und zweiten Grades und Sonnenbrand. Es muss aber nicht gleich eine Wunde oder eine Verbrennung vorliegen, um die Heilwirkungen der Zinksalbe zu nutzen. Bei Hautausschlägen und Ekzemen lindert die Zinksalbe schnell und effektiv die Beschwerden. Einrisse der Haut (Fissuren) können genauso damit behandelt werden wie größere Schrunden und Abschilferungen.

Juckende Ekzeme am After sprechen ebenfalls gut auf Zinksalben an. Auch eine durch ständige Feuchtigkeit oder Aufscheuern wund gewordene Haut ist eine Indikation für Zinksalben, -pasten und -sprays. Bei Windeldermatitis von Säuglingen bewährt sich die Zinksalbe genauso gut wie bei älteren und bettlägerigen Menschen, die zum Wundliegen neigen. Wird die Salbe schon

SALBEN HERSTELLEN

Zinkoxid ist ein weißes Pulver, das mit jeder beliebigen Salbengrundlage vermischt werden kann, sodass eine streichfähige Paste entsteht. Da Zinkoxid die Haut ein wenig austrocknet, ist es sinnvoll, als Salbengrundlage oder Beimischung ein hochwertiges, fettes Pflanzenöl zu verwenden. So ergibt sich eine Mischung, die zu gleichen Gewichtsanteilen aus Zinkoxidpulver und Mandelöl besteht – eine gute Heilsalbe für nicht infizierte Abschürfungen, Ekzeme oder Ausschläge mit entzündeten Hautpartien. Sie können sowohl das Zinkoxidpulver als auch eine bereits fertig verrührte weiche Zinkpaste in Ihrer Apotheke beziehen. Wer die Salbe zur Hautpflege nutzt, profitiert davon, noch etwas Aloe-vera-Gel beizumischen. Aloe vera wirkt entzündungshemmend und wundheilend und versorgt die Haut mit extrem viel Feuchtigkeit. Zudem kann man sie als »Huckepack-Substanz« ansehen, da die Aloe in alle Hautschichten einzudringen vermag und dabei auch andere Stoffe wie Zink sozusagen nebenher mittransportieren kann.

bei der ersten kleinen Hautrötung aufgetragen, lässt sich meist Schlimmeres verhindern.

Bei Ulcus cruris, also offenen Beinen aufgrund fortgeschrittener Venenschwäche und -entzündung, trägt man Zinkheilpaste zum Abdecken der dünnen, empfindlichen Haut messerrückendick auf, um sie zu schützen. Frostbeulen, Erfrierungen und Sonnenbrand können ebenfalls mit zinkhaltigen Salben behandelt werden.

Nach einer aggressiven Strahlenbehandlung, wie sie beispielsweise in der Krebstherapie manchmal angewendet wird, kann anschließendes Auftragen von Zinkpasten die Schrumpfung der Haut und die Narbenbildung verhindern. Infizierte Wunden reinigt man zuerst vorsichtig mit einem geeigneten Mittel und überdeckt schließlich die Wunde gleichmäßig mit einem Zinkspray. Diese Vorgehensweise ist berührungsfrei und deshalb sehr hygienisch.

TIPP

Achten Sie beim Kauf einer zinkhaltigen Salbe darauf, dass sie mindestens zehn Prozent Zinkoxid enthält. Des Weiteren soll die Salbengrundlage nicht aus mineralischen Ölen wie Vaseline bestehen: Sie verhindern ein Eindringen in die Haut, verschließen die Poren und hemmen so auch die Schweißsekretion. Benötigen Sie jedoch eine Creme als Wind- und Wetterschutz – dann wäre eine Salbengrundlage mit Vaseline ideal.

Der Zinkmangel

Ein Zinkmangel kann sich in den verschiedensten Symptomen äußern.

Die ersten Anzeichen

Oft zeigen sich zunächst nur ein Nachlassen der allgemeinen Leistungsfähigkeit und eine leichte Einschränkung des Wohlbefindens. Starke Arbeitsbelastung, Stress, Hektik, die täglichen Probleme des Alltags, eine leichte Magenverstimmung – tausend Gründe für das Unwohlsein scheinen näher zu liegen, als ein latenter Zinkmangel. Auch bei ständigen Erkältungen, immer wiederkehrenden Infektionen von Magen, Darm und Blase oder anderen Organen, die auf ein geschwächtes Immunsystem hinweisen, denkt man in der Regel nicht an einen Zinkmangel.

Wie wir bereits wissen, ist Zink für jede Körperzelle wichtig, von einem Mangel sind demnach natürlich besonders die Zellen betroffen, die eine hohe Zellteilungsrate haben. Darum wird der Zinkmangel auf der Haut und den Hautanhangsgebilden, nämlich den Haaren und Nägeln, sichtbar. Hautrisse an den Körperöffnungen, wie beispielsweise in den Mundwinkeln, brüchige Fingernägel und spröde, stumpfe Haare treten bei Zinkmangel relativ schnell auf. Sogar der Haarausfall kann durch Zinkeinnahme häufig verbessert werden und gilt, neben anderen möglichen Ursachen, als Folge eines bestehenden Zinkmangels. Eine schlechte Haarqualität und ein frühzeitiges Ergrauen sind die ersten Alarmsignale für das Defizit.

Zink ist auch für die Gewebsneubildung nach Verletzungen außerordentlich wichtig, deshalb sind Wundheilungsstörungen regelmäßige Begleit- und Hinweiserscheinungen auf einen Zinkmangel. Grundsätzlich neigt die Haut zu Trockenheit und Schuppenbildung, wenn Zink fehlt. Denken Sie also an Zink, wenn Ihre Haut Probleme macht und kleine Verletzungen schlecht heilen.

INFO

SYMPTOME DES ZINKMANGELS

+ Erhöhte Infektanfälligkeit
+ Antriebslosigkeit
+ Depressive Verstimmung
+ Aggressivität
+ Appetitlosigkeit
+ Gewichtsverlust
+ Wundheilungsstörungen
+ Haarausfall (Kopfhaare, Wimpern, Augenbrauen)
+ Trockene, schuppende Haut
+ Einrisse um die Körperöffnungen
+ Geruchs- und Geschmacksminderung
+ Nachtblindheit
+ Menstruationsstörungen

Übrigens sollten auch Menschen, die an offenen Beinen oder wundgelegenen Hautbereichen leiden, Zink einnehmen, da sie damit den Heilungsprozess fördern können.

Appetitlosigkeit, depressive Verstimmung und unerklärbarer Gewichtsverlust sind ebenfalls Anzeichen von Zinkmangel. Störungen des Geruchs- und Geschmacksempfindens sollten Sie dann endgültig alarmieren und an die Einnahme eines Zinkpräparats denken lassen. Verschlechtertes Sehen in der Dämmerung und Nachtblindheit sind weitere Alarmsignale.

Klinische Manifestationen des Zinkmangels

Über Befindlichkeitsstörungen hinausgehend kann sich eine mangelnde Zinkversorgung durchaus auch in massiveren, klinisch feststellbaren Symptomen äußern, die rechtzeitig mit Zink behandelt werden müssen, um bleibende Schäden zu vermeiden. Diese sind: Wachstumsstörungen bis hin zu Wachstumsstillstand, Kachexie (Auszehrung und Schwäche), Beeinträchtigungen des Knochenwachstums, Schwerhörigkeit, Anämie (Blutarmut), Blutbildungs- und Blutgerinnungsstörungen sowie erhöhte Neigung zur Tumorbildung. Unterentwicklung der Geschlechtsorgane, Unfruchtbarkeit, mangelnde Spermienbildung und Impotenz komplettieren das Gruselkabinett eines klinisch manifesten Zinkmangels. Doch seien Sie beruhigt, Zinkunterversorgungen mit derartig weitreichenden Folgen kommen äußerst selten vor.

Zinkbestimmung aus Blut oder Haaren

Was sollte nun nach dem Gehörten näherliegen, als bei Befindlichkeitsstörungen und diffusen Krankheitsanzeichen den Zinkstatus im Körper bestimmen zu lassen? Tatsache ist, dass es leider gar nicht so einfach ist, brauchbare Zinkwerte zu erhalten, die auf die Versorgung des ganzen Körpers schließen lassen. Messgeräte, die empfindlich genug sind, um die Zinkkonzentrationen festzustellen, sind sehr teuer. Sogenannte Atomabsorptions-Spektrometer sind in der Lage, noch ein milliardstel Gramm des jeweiligen Spurenelements zu messen, aber nur die großen Labors verfügen über diese Messeinrichtungen und müssen ihre Untersuchungen auch entsprechend abrechnen.

Das nächste Problem ist, das richtige Körpersubstrat für die Zinkbestimmung auszuwählen, um Werte zu erhalten, die für den ganzen Organismus repräsentativ sind. Urin als Untersuchungsmedium entfällt, denn Zink wird nur bei einer sehr guten Zinkversorgung oder krankheitsbedingt über die Nieren ausgeschieden. Bleibt eigentlich nur noch das Blut für eine einigermaßen sinnvolle Untersuchung. Denn 98 Prozent des gesamten Zinks im Organismus befinden sich innerhalb der Körperzellen. Untersuchungen von Blutserum oder -plasma, also den flüssigen Bestandteilen des Bluts, sind unsinnig, weil im Blut, ähnlich wie im übrigen Körper, zirka 90 Prozent des Zinks in den Blutkörperchen enthalten sind. Deshalb wird für die Zinkanalytik Vollblut verwendet, obwohl sich nach der Blutabnahme, bei der Lagerung und beim Transport das Zink bereits mit den flüssigen und festen Blutbestandteilen durch das Platzen von Blutzellen vermischt. Dennoch besteht ein relativ enger Zusammenhang zwischen der Zinkmenge im Vollblut und den Blutzellen, sodass die Messergebnisse durchaus Rückschlüsse auf den Zinkstatus des gesamten Organismus erlauben. Zudem ist jede Blutuntersuchung nur eine Momentaufnahme, die sich vielleicht wenige Stunden nach der Blutentnahme schon wieder geändert haben könnte. Faktoren wie Tageszeit, momentane Stresssituation, aktuelle Ernährungslage, hormonelle Einflüsse oder der Eiweißstatus des Blutserums zum Zeitpunkt der Blutentnahme beeinflussen das Messergebnis stark. Um einen wirklichen Eindruck von der Zinkkonzentration im

Erste Hinweise auf einen Zinkmangel kann eine Blutuntersuchung geben.

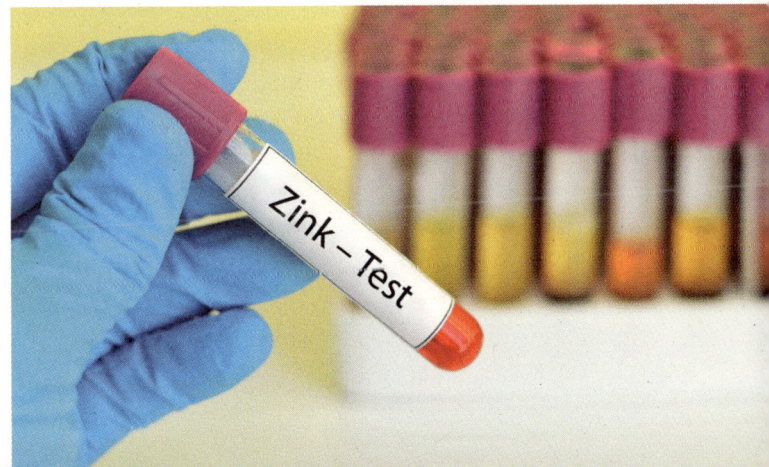

Körper zu erhalten, müsste diese Untersuchung deshalb in Abständen wiederholt werden. In der Frühdiagnostik scheitern diese mehrmaligen Laboruntersuchungen bei unspezifischen Befindlichkeitsstörungen leider an den Kosten für die Analyse.

Die Haaranalyse

Eine Möglichkeit der Mineral- und Spurenstoffbestimmung ist die Haaranalyse. Der Mineralgehalt in den Haaren ist keinen so kurzfristigen Schwankungen unterworfen wie das Blut, sodass die Haaranalyse ein gutes Durchschnittsbild des Mineralhaushalts ergibt. In den Haaren werden mehr als 30 Mineralien, Spurenelemente und gegebenenfalls auch Giftstoffe über einen Zeitraum von etwa drei Monaten gespeichert. Die Haaranalyse, die ebenfalls mit modernster Labor- und Computertechnik durchgeführt wird, erlaubt also einen langfristigeren Überblick über die Mineralstoffsituation eines Menschen. Auch bei dieser Methode ist es nicht leicht, von der Zinkkonzentration im Haar auf den Zinkstatus der verschiedenen Körperfunktionen zu schließen. Vage Aussagen, in welche Richtung die Mineralversorgung tendiert, sind aber durchaus möglich. Leider können Verunreinigungen der Haare durch Umwelteinflüsse, Haarfärbemittel oder chemische Dauerwelle die Messergebnisse empfindlich verfälschen. Die Kosten für eine Haaranalyse werden von den Kassen nicht getragen. Für die Analyse müssen Sie einfach Haare in der Menge eines

Esslöffels in einer vom Labor gestellten Tüte dorthin schicken. Wie Sie die Haare schneiden und welches Haar benötigt wird, sagt Ihnen eine genaue Anleitung des beauftragten Labors.

Verschiedene Ursachen des Zinkmangels

Schlechte Zinkversorgung

Zink muss über die Nahrung aufgenommen werden und wird im Körper kaum gespeichert. Am besten wird es absorbiert, wenn es an Eiweißbausteine gebunden ist, über die es von der Darmschleimhaut ins Blut transportiert werden kann. Allerdings nehmen die meisten Vegetarier immer noch mehr Zink über das Essen auf als die typischen Fast-Food-Konsumenten. Industrielle Herstellungs-, Konservierungs- und Zubereitungsmethoden führen zu einer Verarmung der Nahrungsmittel an Mineralstoffen, Spurenelementen und Vitaminen aller Art. Die zum Erwärmen der Speisen weitverbreitete Mikrowelle steht übrigens im Verdacht, durch die extrem hohe Energie, die die Moleküle in Nahrungsmitteln in heftige, erhitzende Schwingungen versetzt, Eiweißstrukturen zu verändern. Dies würde auch bedeuten, dass Nährstoffe aus in Mikrowellen erhitzter Nahrung schlechter aufgenommen werden könnten.

Einleuchtend ist auch, dass Fastenkuren oder spezielle Diäten zu einer Zinkunterversorgung des Organismus führen können. Ein- bis zweiwöchige Frühjahrskuren

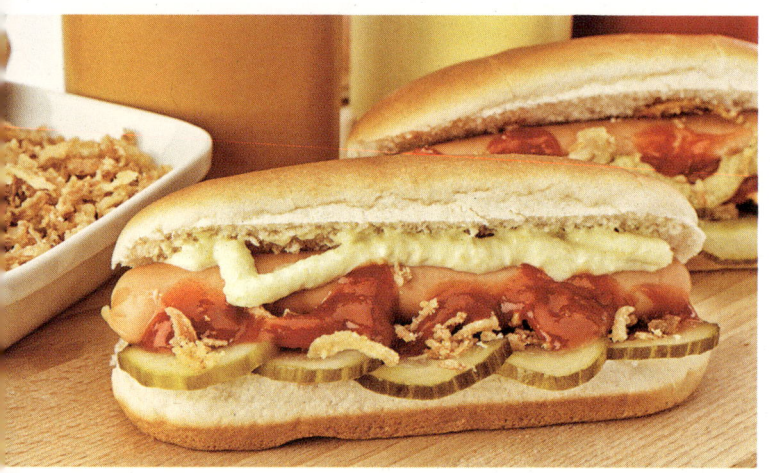

Mangelhafte und einseitige Ernährung gefährdet Ihre Gesundheit.

bringen den Zinkstoffwechsel sicher nicht nachhaltig aus dem Gleichgewicht, dennoch wäre eine Nahrungs- ergänzung mit Zink vorteilhaft, da gerade während einer Fasten- und Entschlackungskur der Körper auf Hochtou- ren arbeitet, um überschüssiges Fett und abgelagerte Giftstoffe loszuwerden.

Problematischer wird die Zinkversorgung bei mehrwö- chigen, auch ärztlich kontrollierten Kuren, bei starkem Übergewicht oder bei allergiebedingten Diäten. Wer zum Beispiel wegen einer Milcheiweißallergie auf Milch und Käse verzichten muss, oder auch Veganer, sollte an eine zusätzliche Zinkversorgung denken.

Jede einseitige Ernährungsform beinhaltet die Gefahr einer mangelhaften Versorgung mit Zink und anderen

Vitalstoffen. Dabei neigen vor allem ältere Menschen zu einer einseitigen Ernährung. Hier spielen mangelnder Appetit, ein schlechter Gebisszustand, lebenslange Gewohnheiten, Lethargie oder Verdauungsschwäche oft eine große Rolle. Deshalb sollte man gerade im Alter in Hinblick auf die Sehkraft und die ohnehin fortschreitende Stoffwechselverlangsamung auf eine ausreichende Zinkversorgung achten.

Schlechte Zinkaufnahme, erhöhte Ausscheidung und Zinkräuber

Neben der mangelhaften Zinkversorgung ist natürlich auch die schlechte Zinkaufnahme ein möglicher Grund für Mangelerscheinungen. Allerdings sind diese Faktoren nicht immer eindeutig voneinander abzugrenzen, sondern bedingen sich teilweise gegenseitig. So ist zum Beispiel eine sehr fett- und zuckerhaltige Nahrung einerseits extrem zinkarm und hemmt andererseits zusätzlich die Zinkaufnahme im Darm.

Phosphathaltige und sehr kalziumreiche Nahrungsmittel bremsen die Zinkaufnahme enorm: Limonaden, sogenannte Softgetränke, und auch Softeis sind deshalb Zinkräuber erster Güte! Kalzium und Phosphate bilden im Dünndarm Komplexe mit Zink, die der Körper nicht mehr verwerten kann. Deshalb sollten auch Osteoporose-Patienten, die auf kalziumreiche Ernährung achten müssen, Zink in erhöhtem Maße zuführen, um eine Mangelsituation schon im Vorhinein zu vermeiden!

Menschen, die einer hohen Schwermetallbelastung (Kupfer, Blei, Quecksilber) ausgesetzt sind, können Zink ebenfalls nur schlecht aufnehmen, weil die Metalltransport-Eiweiße und die Bindungsstellen für Metalle an der Darmschleimhaut dann bereits besetzt sind.

KRANKHEITEN UND ZINKAUFNAHME

INFO

Es gibt eine ganze Reihe von Krankheiten, die die Zinkabsorption im Darm behindern. Im groben Überblick sind dies alle chronisch entzündlichen Darmerkrankungen, Pankreasschwäche und angeborene Aufnahmestörungen. Andere Erkrankungen können zu einer erhöhten Ausscheidung von Zink führen. Außerdem wird Zink auch über den Schweiß abgegeben. Daran sollten insbesondere Leistungssportler und passionierte Saunagänger denken und ihren Zinkspiegel durch geeignete Nahrungsmittel oder Tabletten anheben.

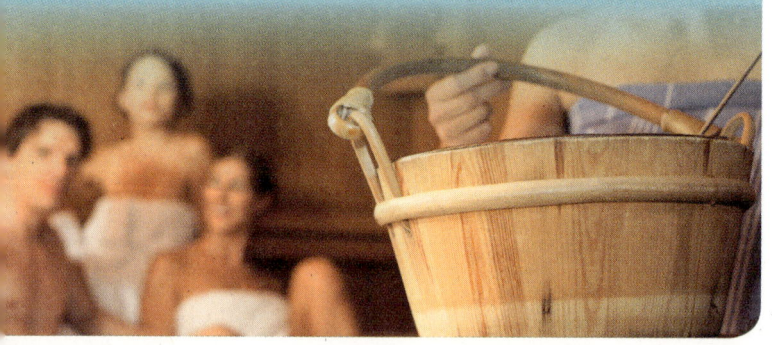

Verringerte Zinkaufnahme durch Medikamente

Ein weiterer Faktor, der zu Störungen im Zinkhaushalt führen kann, ist die Einnahme von verschiedenen Medikamenten. Indirekte Zinkräuber sind zum Beispiel Abführmittel (Laxantien). Sie gehören in Deutschland nach den Schmerzmitteln zu den meistverkauften Pharmazeutika. Wer ständig abführende Medikamente einnimmt, muss definitiv mit Zinkmangel rechnen, weil die Darmpassage der Nahrungsmittel so kurz ist, dass dem Organismus gar nicht genug Zeit bleibt, Zink und andere Nährstoffe aufzunehmen.

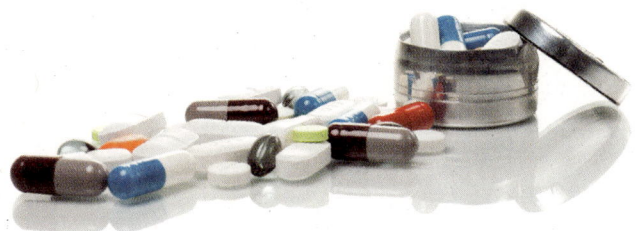

Andere Medikamente drücken den Zinkspiegel entweder durch die Bildung unlösbarer Komplexe, indem sie die Verteilung von Zink im Körper stören oder die Ausscheidung des Zinks durch den Stuhl und Urin erhöhen. Neben den Abführmitteln wirken sich folgende Medikamentengruppen negativ auf den Zinkhaushalt aus:

+ Hormonpräparate wie Antikonzeptiva (Pille)
+ Kortikoide (Nebennierenrindenhormone, zum Beispiel Kortison)
+ Tetracycline (Breitbandantibiotika)

+ Isoniazid (Tuberkulosemittel)
+ Chelatbildner (DMPS, EDTA, dienen der Schwermetall-
  ausleitung)
+ Antimetaboliten (künstliche Stoffe, die den Platz
  natürlicher Substanzen einnehmen, um Prozesse
  gezielt zu stoppen, so zum Beispiel einige Antikrebs-
  mittel)
+ Diuretika (Medikamente, die die Harnflut künstlich
  steigern)

Krankheiten mit erhöhtem Zinkmangelrisiko oder Zinkbedarf

Bevor wir uns den Erkrankungen zuwenden, die entweder durch erhöhten Verbrauch, schlechte Aufnahme
oder vermehrte Ausscheidung den Zinkhaushalt beeinträchtigen, soll kurz auf zwei »Ausnahmezustände«
eingegangen werden: umfangreiche Verbrennungen und
Operationen.

Bei beiden Prozessen kommt es durch wässrige Abson-
derungen bzw. Blutungen zum Zinkverlust über Körperflüssigkeiten. Zudem laufen die regenerativen Prozesse
des Organismus auf Hochtouren, und es wird sehr viel
Zink für die Neubildung von Hautgewebe und die Wundheilung verbraucht. Deshalb darf bei Verätzungen und
Verbrennungen der Haut, chronischen Entzündungsprozessen im Körper und größeren Eiterbildungen der
hohe Zinkbedarf, der dadurch beim Patienten entsteht,
nicht vernachlässigt werden.

Innere Erkrankungen mit verminderter Zinkaufnahme
Bei der Akrodermatitis enteropathica kann Zink aufgrund
eines Gendefekts nur sehr schlecht über den Darm aufgenommen werden. Auch können nicht richtig arbeiten-
de Enzyme für die Aufnahmestörung verantwortlich sein.
Leicht einsehbar ist, dass Nährstoffe weniger gut absorbiert werden, wenn die Darmwand in irgendeiner Form
geschädigt ist. Folglich muss bei angeborenen Darm-
wandanomalien, Darmfisteln und chronischen Darmentzündungen mit schlechter Zinkaufnahme gerechnet
werden. Krankheiten wie Morbus Crohn oder Colitis
ulcerosa gehen mit Darmentzündungen einher und
können ein sogenanntes Malabsorptionssyndrom, also
Folgeerscheinungen einer schlechten Nährstoffaufnahme, hervorrufen.

Bei bzw. nach Operationen kann ein Zinkmangel auftreten.

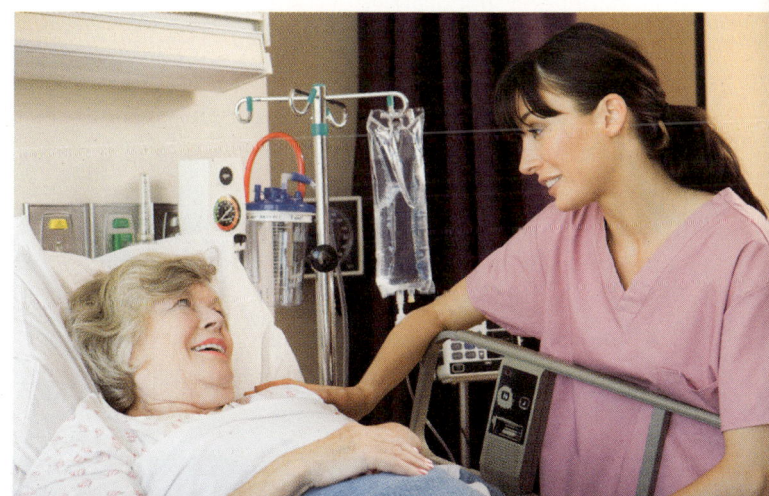

Bei der meist im Kindesalter auftretenden Zöliakie führt eine Allergie auf das Klebereiweiß des Weizens, das Gluten, zu heftigen, fetthaltigen Durchfällen. Zink wird über Komplexbildungen mit Fett und Phosphat auch bei dieser Krankheit vermehrt ausgeschieden.

Fettreiche Stühle bedingen auch bei chronischen Pankreaserkrankungen einen bedeutenden Zinkverlust. Außerdem fehlt es dann an den im Saft der Bauchspeicheldrüse enthaltenen metallbindenen Proteinen für den Zinktransport.

Krankheiten mit erhöhtem Zinkverlust

Schlechte Zinkaufnahme und gleichzeitiger Verlust durch Ausscheidungen gehen bei vielen Erkrankungen Hand in Hand.

Nierenleiden, Leberschäden, Diabetes mellitus, Blutkrankheiten und bösartige Erkrankungen führen aufgrund vermehrter Ausscheidungen zu einer ungenügenden Zinkversorgung des Organismus. Entweder wird zu viel Zink über Urin und Stuhl ausgeschieden, oder es kommt zum Zinkverlust durch schnelles und vermehrtes Absterben von Zellen. Tumoren und einige Formen der Anämie (Blutarmut) sind Krankheiten, die die bedarfsgerechte Zinkverteilung im Körper stören und mit Zelluntergang einhergehen.

Alkoholismus führt einerseits durch Leberschädigung zu Zinkverlusten, andererseits wird Zink über die vermehrte Harnflut übermäßig ausgeschieden.

Krankheiten mit erhöhtem Zinkverbrauch

Vor allem bei Entzündungsprozessen und akuten Infektionen wird viel Zink für die Reparatur des betroffenen Gewebes und für den Abwehrkampf gegen Erreger und Entzündungsstoffe verbraucht. Das bedeutet, daß bei den meisten der gerade angeführten Krankheiten nicht nur eine schlechte Zinkaufnahme und vermehrte Ausscheidung, sondern auch ein erhöhter Verbrauch die Zinkbilanz im Körper ungünstig beeinflussen.
Bei chronisch und akut entzündlichen Erkrankungen der Gelenke wie Rheuma und Arthritis sollte man genauso an Zink denken wie bei akuten bakteriellen oder viralen Infekten.

TIPP

Zahn ziehen – nicht ohne Zink

Um eine Entzündung bereits im Vorfeld zu vermeiden oder eine Heilung bei einer bestehenden Entzündung einzuleiten, sollten Sie zum Beispiel bei Operationen oder dem Ziehen eines Zahnes schon im Vorfeld an eine gute Zinkversorgung denken. Das stärkt das Immunsystem und senkt die Entzündungsneigung.

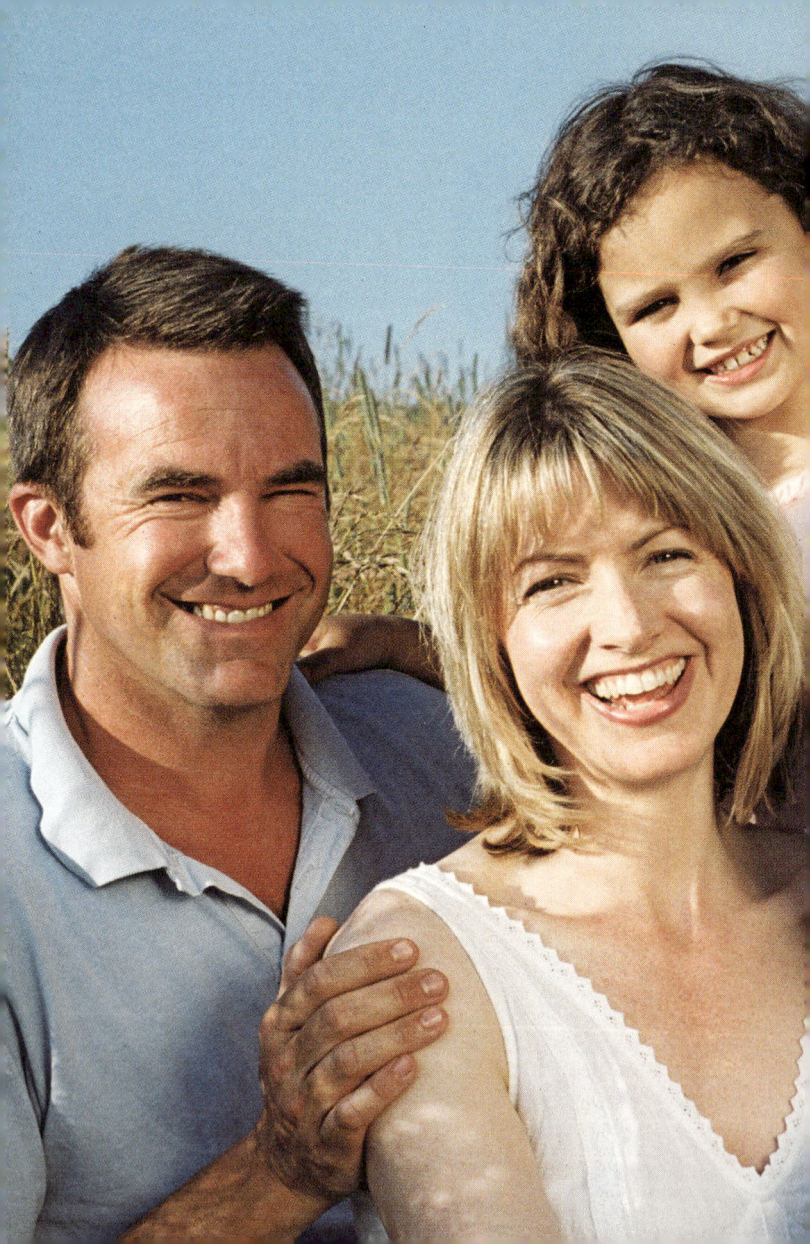

Gesund und vital durch Zink

Zink hilft uns dabei, fit zu bleiben. Das Mineral wirkt gegen verschiedene Beschwerden sowie bei diversen Krankheitsbildern.

Vitalität und Wohlbefinden

Zink aktiviert und reguliert den Gehirnstoffwechsel und
das Hormonsystem. Es bewirkt und ermöglicht unzäh-
lige Enzymreaktionen und hat über das Stammhirn und
die Großhirnrinde bedeutenden Einfluss auf unser Wohlbefinden. Auch für die Übertragung von Nervensignalen
ist es außerordentlich wichtig. Lern- und Konzentrati-
onsfähigkeit lassen bei schlechter Zinkversorgung nach.
Und die Gemütsverfassung kann über das Stammhirn
und das hormonelle System beeinträchtigt werden.
Stress, Sorgen und eine starke Belastung im Beruf
verstärken das schlechte Befinden oder lösen es erst
richtig aus. Bei Stress, aber auch bei depressiver Stimmungslage, wird in der Nebennierenrinde verstärkt das
Hormon Kortisol gebildet, das unser Abwehrsystem und
den Zinkstoffwechsel beeinträchtigt. Eine ausreichende
Zinkeinnahme kann hier Abhilfe schaffen und diesem
Mechanismus entgegensteuern. Für andauernde Müdigkeit und Erschöpfung können natürlich noch viele andere
Faktoren verantwortlich sein. Chronische Entzündungen
oder sogenannte Herde, das sind geschwächte oder
erkrankte Teile des Organismus, stören permanent das
Abwehrsystem und entziehen dem Körper Energie.
Immer wieder auftretende Nasennebenhöhlenent-
zündungen, eitrige Zahnwurzeln, Entzündungen im
Unterleib oder Darm, Erkrankung der Nieren, Leber oder
Bauchspeicheldrüse können sich ebenfalls in andau-

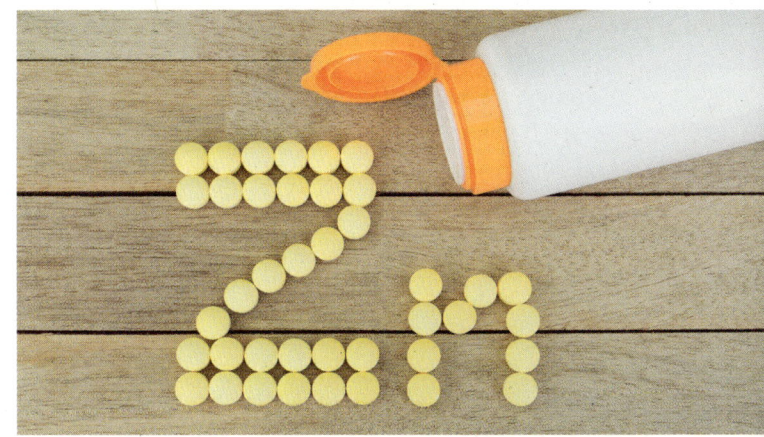

Nahrungsergänzungsmittel mit Zink können auch im normalen Alltag dabei helfen, fit und gesund zu bleiben.

ernder Müdigkeit äußern. Auch Giftbelastungen, zum Beispiel aus Amalgamfüllungen der Zähne, haben einen ähnlichen Effekt. Zink wirkt heilend bei Entzündungen aller Art, verringert die Aufnahme von Giftstoffen und aktiviert das Immunsystem. Deshalb ist Zink bei all diesen Zuständen und Beschwerden ein wichtiges, unterstützendes Zusatzmedikament.

Motivation und neuer Schwung durch Zink

Zink hat auch Einfluss auf die Produktion von Hormonen aus der Hirnanhangsdrüse, die uns Auftrieb und Motivation geben. Wenn wir morgens aufwachen, werden Hormone ausgeschüttet, die uns helfen, aktiv und voll Tatendrang aufzustehen und uns den Herausforderungen des

Tages zu stellen. Auch der Schlaf-Wach-Rhythmus des Menschen wird ganz wesentlich über hormonelle Botenstoffe geregelt. Gleichzeitig mit diesen Aktivierungshormonen werden auch geringe Mengen von Glückshormonen, die Endorphine, freigesetzt. Endorphine erzeugen im Gehirn Gefühle von leichter Euphorie. So hilft uns Zink, wach und konzentriert in den Tag zu starten.

INFO

UNSER LIEBESLEBEN

Zinkmangel kann durch eine allgemeine Leistungsschwäche und Lustlosigkeit auch zum Frust beim Sex führen. Schließlich spielt Zink eine bedeutende Rolle für die Gonadotropine und die Prostaglandine, also die Geschlechtshormone, die für die körperlichen Geschlechtsmerkmale genauso zuständig sind wie für die Steuerung des weiblichen Zyklus, das Reifen von befruchtungsfähigen Eiern in den Eierstöcken und für die Bildung von Samenzellen in den Hoden des Mannes. Diese Hormone fungieren als wichtige Botenstoffe, die für die Lust und sexuellen Fantasien bedeutsam sind. Auch nichthormonelle Nervenreizstoffe, die im Gehirn Liebe und Gefühle steuern, agieren zinkabhängig. So zum Beispiel der Nervenreizstoff Histamin. Im Gehirn löst diese Substanz die Lustgefühle aus, die sich bis zum Orgasmus hin steigern können.

Aktiv leben im Alter

Die Lebenserwartung der Menschen in den Industrie-
ländern hat sich in den letzten 500 Jahren von durchschnittlich 30 auf über 77 Jahre bei Männern und 82
Jahre bei Frauen erhöht. Bessere Lebensbedingungen,
neue Erkenntnisse in der medizinischen Versorgung und
bei der Behandlung von Krankheiten haben zu dieser
Lebensverlängerung beigetragen. Akute Erkrankungen,
wie Blinddarmentzündung, Tuberkulose, verschiedene
bakterielle und virale Infektionen, führen nur noch selten zum Tod. Dafür werden die späten Lebensabschnitte
mit den typischen Alterserkrankungen wie Krebs, Herz-
infarkt, Schlaganfall, Durchblutungsstörungen, Venener-
krankungen, Diabetes, Rheuma, Gicht, Abwehrschwäche
und das Nachlassen der Geisteskräfte bis hin zur Alzhei-
mer-Demenz überschattet. Leider erfüllt sich für viele
Menschen der Traum nicht, den Ruhestand genießen
und endlich die Dinge tun zu können, für die ihnen Beruf
und familiäre Verpflichtungen keine Zeit gelassen haben.
Im Zusammenhang mit Alterserscheinungen lohnt es
sich ganz besonders, die Zinkmangel-Problematik zu
beleuchten. Einige Forscher sind der Ansicht, dass ab
dem 50. Lebensjahr der Zinkbedarf bis auf das Dreifache
gegenüber früheren Jahren ansteigt. Diese Einschätzung
ist vielleicht etwas hoch gegriffen, erfasst im Grunde
aber die Problematik der Zinkversorgung bei dem älter
werdenden Menschen. Einerseits verlangsamt sich der
Stoffwechsel mit zunehmendem Alter und die Aufnah-

mefähigkeit von Vitalstoffen aus der Nahrung sinkt, andererseits ist es aber gerade in diesem Lebensabschnitt wichtig, die Funktionen des Organismus so lange wie möglich zu erhalten. Eine erhöhte Erkrankungsgefahr und Zinkmangel bilden schließlich einen Teufelskreis, der durchbrochen werden muss.

Untersuchungen der Blutzinkwerte bei älteren Personen zwischen 60 und 95 Jahren ergaben deutlich verminderte Werte gegenüber dem Normwert. In nur sechs Wochen konnte bei den meisten Testpersonen der Zinkwert durch Zinkpräparate in den Normbereich angehoben werden.

Eine ausgewogene und zinkreiche Ernährung kann Alterungserscheinungen vorbeugen.

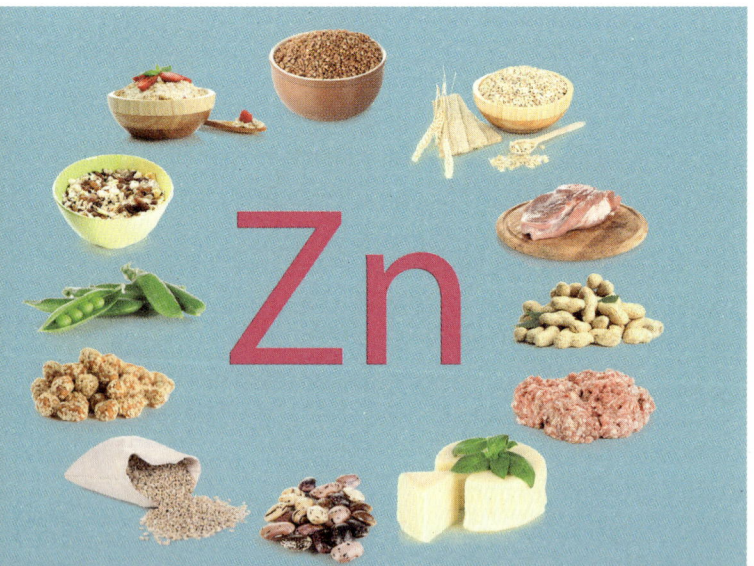

Schöne Haut und gesundes Haar

Die Haut umhüllt unseren Körper auf einer Gesamtfläche von etwa zwei Quadratmetern. Sie schützt uns vor äußeren Einwirkungen, gibt dem Gewebe Form und Halt und ist ein wichtiges Ausscheidungsorgan für den Stoffwechsel. Natürliche Fettabsonderungen und das leicht saure Milieu der Hautoberfläche (der Säureschutzmantel) schützen uns vor den Angriffen von Bakterien, Viren, Parasiten oder chemischen Reizstoffen.

Oberhaut, Lederhaut und Unterhautgewebe sind die drei Schichten dieses Organs, das etwa zehn Prozent des Gesamtkörpergewichts ausmacht. Millionen von Haarbälgen, Talg- und Schweißdrüsen, Blutgefäßen und Nervenendigungen sind in das Hautgewebe eingebettet. Mit dem Tastsinn bildet unsere Haut die wichtigste Kontaktstelle zur Außenwelt. Wärme, Kälte, Berührung oder die Struktur von Oberflächen können wir nur wahrnehmen, weil Millionen Tastkörperchen, Schmerzsensoren, Wärme- und Kälterezeptoren ständig Signale von der Haut in unser Gehirn senden.

Das Vitamin D oder Kalziferol, auch als antirachitischer Faktor bezeichnet, kann nur in der gesunden Haut unter Einwirkung des natürlichen UV-Anteils des Sonnenlichts entstehen. Ein Mangel führt zu Wachstums- und Hormonstörungen, Knochenfehlbildungen und Osteoporose. Darüber hinaus verleiht uns eine glatte und reine Haut ein schönes, gesundes Aussehen und stärkt dadurch unser Selbstvertrauen und Wohlbefinden. Zink ist in den Hautzellen in relativ hoher Konzentration vorhanden, weil sich die Haut ständig erneuern muss, um ihren Aufgaben gerecht werden zu können. Hautzellen werden von der Oberhaut abgestoßen und vom Unterhautgewebe her pausenlos nachproduziert. Hautzellen haben also eine sehr hohe Zellteilungsrate, und genau für solche Zellen ist Zink besonders wichtig.

Zink bei Hautunreinheiten

Es hat sich herausgestellt, dass auch bei unreiner Haut und Akne das Hautbild durch die Nahrungsergänzung mit Zink häufig erheblich verbessert werden kann. Denn Zink spielt im Hautstoffwechsel eine große Rolle, daher ist es in der Haut und in ihren Anhangsgebilden normalerweise reichlich vorhanden. Es ist unter anderem beteiligt an der Zellneubildung, und es bremst Entzündungsprozesse in der Haut, was für Akne-Patienten besonders wichtig ist. Zink ist deshalb gerade für Jugendliche, die in der Pubertät unter unreiner Haut und Pusteln leiden, eine große Hilfe. Natürlich sollten sich die Betroffenen auf jeden Fall bei einem Arzt oder Heilpraktiker über weitere Behandlungsmöglichkeiten informieren, denn die richtige Ernährung und Hautpflege spielen bei der Pubertätsakne ebenfalls eine sehr große Rolle. Mehr zur Akne-Behandlung mit Zink siehe Seite 94 f.

Zink bei Haarproblemen

Glanzloses Haar

Auch in den Haarwurzeln ist Zink in besonders hoher Konzentration vorhanden. Als Bestandteil wichtiger strukturbildender Proteine ist es ganz wesentlich am Aufbau der Haare beteiligt. Die Haare sind deshalb sehr früh von einem Zinkmangel betroffen. Wenn Ihr Haar stumpf und glanzlos, dünn und brüchig wird, sollten Sie an die Möglichkeit einer Zinkunterversorgung denken!

Zink bei frühzeitigem Ergrauen

Selbst ein frühzeitiges Ergrauen der Haare könnte mit einer schlechten Zinkversorgung der Haarwurzeln zusammenhängen. Die genannten Symptome treten

Frühzeitiges Ergrauen kann charmant sein, aber auch auf einen Zinkmangel hinweisen.

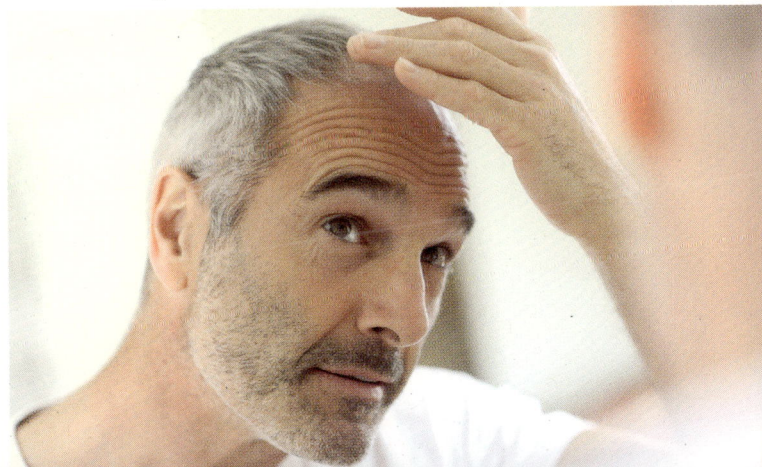

schon bei relativ leichter Unterversorgung auf und Haarausfall kann bereits das Zeichen eines fortgeschrittenen Zinkmangels sein.

Zink gegen Haarausfall

Bei stillenden Müttern ist oft ein verstärkter Haarausfall zu beobachten, der sich durch Zinkeinnahme stoppen oder einschränken lässt. Denn die Frau stellt über die Muttermilch Zink zur Verfügung. So kann es bei schlechter Zinkversorgung möglich sein, dass das Zink nicht für Mutter und Kind ausreicht. Versuchen Sie es auch beim kreisrunden Haarausfall mit einer mehrwöchigen Einnahme von 20 bis 40 Milligramm Zink pro Tag. Möglicherweise können Sie nach ein paar Wochen feststellen, dass sich auf den kahlen Stellen wieder leichter Haarflaum zeigt, was ein deutlicher Hinweis darauf ist, mit der Zinkeinnahme weiterzumachen.

Zink gegen brüchige Fingernägel

Spröde und brüchige Fingernägel sprechen mitunter gut auf die Zinktherapie an. Schmerzhafte Einrisse an den Fingerkuppen, meist dort, wo die Fingernägel das Nagelbett verlassen, können auf Zinkmangel hinweisen und sollten dementsprechend behandelt werden. Natürlich müssen Sie die Hände zusätzlich vor austrocknenden und reizenden Stoffen schützen. Ziehen Sie deshalb beim Putzen, Spülen oder im Umgang mit Farben, Lacken, Zement usw. immer Handschuhe an!

Beschwerden lindern, Krankheiten heilen

Für die Therapie eignen sich grundsätzlich alle in der Apotheke angebotenen Zinkpräparate. Wichtig ist nur, dass Sie auf der Packung oder dem Beipackzettel genaue Informationen dazu finden, wie hoch der Anteil an reinem Zink in der jeweils vorliegenden Verbindung ist. Außerdem sollten nicht zu viele Zusatzstoffe in den jeweiligen Kapseln oder Tabletten enthalten sein. Vergleichen Sie auch die Preise der einzelnen Präparate im Verhältnis zum reinen Zinkgehalt, denn hier bestehen erhebliche Preisunterschiede.

Die Angaben zur Zinkdosierung in diesem Buch beziehen sich immer auf das rein metallische Zink! Sie müssen also – je nachdem, welches Präparat Sie einsetzen – diese Angaben mit der reinen Zinkmenge pro Tablette oder Kapsel vergleichen. Seien Sie bitte geduldig, wenn Sie ein Zinkpräparat einnehmen. Häufig zeigen sich die ersten positiven Veränderungen, wie etwa eine Verbesserung des Hautzustandes, erst nach ein paar Wochen.

TIPP

Besprechen Sie bei ernst zu nehmenden Krankheiten und lang anhaltenden Beschwerden die Dosierung und Art der Einnahme mit Ihrem Arzt oder Heilpraktiker.

Akne vulgaris und unreine Haut

Viele Faktoren, die mit der Hormonumstellung im Pubertätsalter einhergehen, bewirken, dass die Haut übermäßig Fett produziert und Stauungen in den Talgdrüsen der Oberhaut entstehen. Diese Stauungen treten dann als die sogenannten Mitesser, kleine schwarze Punkte in vergrößerten Hautporen, in Erscheinung. Sehr oft entzünden sich diese Hautporen, und es entstehen rote, erhabene Pusteln, die sich mit Eiter füllen. Für die Eiterbildung sind die sogenannten Propionibakterien verantwortlich, die die gestauten Talgdrüsen infizieren. Die Behandlung von Akne ist sehr schwierig und kann nur funktionieren, wenn die Betroffenen mitmachen. Das Verbot stark zucker- und fetthaltiger Nahrungsmittel, wie Mayonnaise, Senf und Ketchup, stößt meist auf wenig Gegenliebe. Ohne eine Ernährungsumstellung kann aber kaum etwas erreicht werden.

Akne kann besonders für Jugendliche sehr belastend sein.

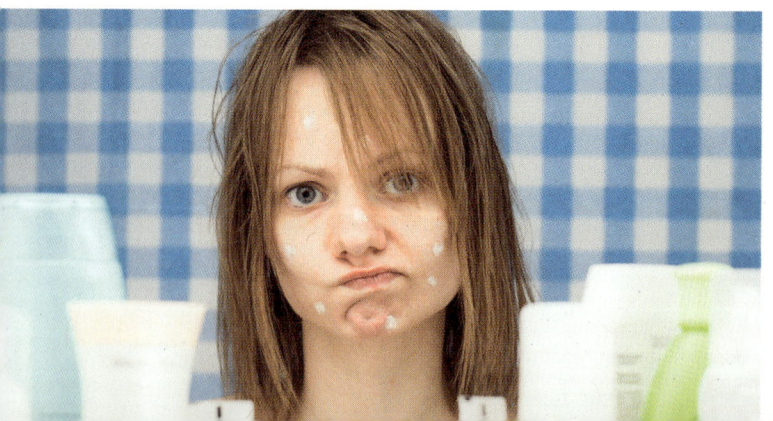

TIPP

Vermeiden Sie wenn möglich das Ausdrücken von Eiterpusteln. Wenn Sie es nicht lassen können, dann unbedingt die Umgebung des Pickels vor und nach dem Ausdrücken mit Alkohol großzügig desinfizieren und die Finger mit Kosmetiktüchern umwickeln. Niemals mit aller Gewalt drücken, eher versuchen, den Pickel durch Auseinanderziehen zu öffnen. Ansonsten gelangt der Eiter durch hohen Druck in die feinen Hautkapillaren, und die Bakterien breiten sich auf diesem Wege weiter aus.

Eine gute und gründliche Hautpflege ist oberstes Gebot. Die Betroffenen sollten eine pH-neutrale Waschlotion verwenden, die dem Schutzmantel der Haut angepasst ist und keine hautreizenden Parfümstoffe enthält. Zur täglichen Routine sollte auch gehören, dass die Haut mit verdünntem Apfelessig abgewaschen wird: Ein Esslöffel Apfelessig auf einen Viertelliter Wasser versorgt die Haut mit Vitalstoffen und klärt das Hautbild. Sehr effektvoll bei Akne ist auch die Hefe. Wer mag, kann handelsübliche Bierhefewürfel als äußerst kostengünstige und effektive Arznei einnehmen – pro Tag bis zu einem halben Würfel. Ist einem der Geschmack zu stark, dann sind Hefetabletten aus der Apotheke oder dem Reformhaus die etwas kostspieligere Alternative. Es gibt auch flüssige Hefepräparate, die man verdünnen und deshalb leichter einnehmen kann als Hefewürfel.

In der Akne-Therapie hat Zink mitunter schon recht beachtliche Erfolge aufgewiesen. Zink hemmt das Wachstum der Propionibakterien und die Wirkung männlicher Geschlechtshormone in der Haut. Männliche Geschlechtshormone haben sowohl Mädchen als auch Jungen, natürlich in unterschiedlicher Konzentration. Sie fördern in der Haut die Talg- und Fettbildung.

Akrodermatitis enteropathica, Neurodermitis und sonstige Hauterkrankungen

Akrodermatitis enteropathica ist eine angeborene Zinkverwertungsstörung. Sie äußert sich, wie auch viele andere Hautleiden, in Rötungen, Pusteln, Blasen und Verkrustungen. Fast immer hilft Zink, diese Symptome zu lindern, wenn es über mehrere Monate hinweg eingenommen wird. Denn Zink ist für die Bildung von gesunder Haut und für die enzymatischen und hormonellen Vorgänge im Hautstoffwechsel bedeutend.

Sogar bei Neurodermitis konnten durch eine Ergänzung der Therapie mit einer täglichen Zinkgabe schon deutliche Besserungen erzielt werden. Neurodermitis ist eine mit quälendem Juckreiz einhergehende Hautkrankheit, bei der angenommen wird, dass das Nervensystem beteiligt ist. In Ellenbeugen, Kniekehlen, am Hals und auf der Kopfhaut entstehen gerötete, abschuppende Verdickungen der Haut mit entzündlichem Charakter. Die Ursachen sind noch nicht geklärt. Es wird aber angenommen, dass Vererbung, Nahrungsmittelallergien und psychische und hormonelle Faktoren eine große Rolle spielen. Zink ist notwendig für die Herstellung des Nervenbotenstoffs Serotonin, der eine Reihe von Abläufen im Nervensystem beeinflusst und immunologisch wichtige Überträgersubstanzen wie die Interleukine anregt. Nervale und immunologische Regelstörungen liegen der Neurodermitis praktisch immer zugrunde.

Ferner sind für einen gesunden Hautstoffwechsel die sogenannten essenziellen, mehrfach ungesättigten Fettsäuren außerordentlich bedeutsam. Diese sind in hochwertigen, kalt gepressten Pflanzenölen, wie zum Beispiel dem Distelöl, enthalten. Therapeutisch werden auch das Nachtkerzenöl und das Borretschsamenöl verwendet.

Die Fettsäuren müssen im Körper teilweise enzymatisch umgewandelt werden, um für die Herstellung von Prostaglandinen verwendbar zu sein. Prostaglandine sind Hormone, die unter anderem für die Regulierung von Entzündungen sehr wichtig sind. Und die Umwandlung der essenziellen Fettsäuren ist – wie sollte es auch anders sein – zinkabhängig.

Ebenfalls hilfreich dürfte eine Zinktherapie bei Psoriasis, der sehr quälenden Schuppenflechte, sein. Dabei kommt es zur abnormen Überproduktion der Oberhaut, die sich in großflächigen, entzündlich gereizten Abschuppungen äußert. Durch den Hautverlust geht Zink in erheblichem Maße verloren, weil die Hautzellen sehr viel von dem Spurenelement enthalten. Gleichzeitig ist der Bedarf wegen der pausenlosen Neubildung von Hautgewebe

erhöht. Zinkgaben sind also in jedem Falle angebracht.
Leider hat das Zink aber nur in sehr wenigen Fällen auch
unmittelbaren Einfluss auf die Stärke der Erkrankung:
Die Psoriasis bleibt meistens ziemlich unbeeindruckt
von der Zinksubstitution. Trotzdem ist es sinnvoll, bei
Schuppenflechte Zink einzunehmen, da es wegen der
hohen Verluste über die Haut sonst bei anderen Stoff-
wechselfunktionen fehlt. Eine zinkhaltige Creme mit Aloe
vera hilft die Symptome lindern.

Allergien

Allergie bedeutet »Andersempfindlichkeit«. Das Immunsystem reagiert auf einen Reiz anders, als es dies im
Normzustand tut. Eine allergische Reaktion ist die
übersteigerte Antwort des Immunsystems auf den Kontakt mit einem eigentlich harmlosen Stoff aus unserer
Umwelt. Beim Heuschnupfen führt beispielsweise der
Kontakt mit den Blütenpollen beim Einatmen auf der
Nasenschleimhaut zur »Fehlreaktion«. Die Schleimhaut
schwillt an, die Nase läuft oder ist verstopft, die Augen
röten sich. Das Allgemeinbefinden ist massiv beeinträchtigt. Auch der direkte Kontakt mit Metallen, wie zum
Beispiel Nickel in Schmuck oder Gürtelschnallen, kann zu
Rötung, Entzündung und Jucken der Haut führen. Allergi-
en auf Nahrungsmittel äußern sich häufig in Durchfällen, Übelkeit oder Hautausschlägen. Massive Allergien
können jedenfalls zu Schockreaktionen führen, die ohne
ärztliche Hilfe manchmal sogar tödlich verlaufen.

Zink nimmt regulierenden Einfluss auf die Freisetzung von den sogenannten Entzündungsmediatoren,
die bei Allergien und entzündlichen Erkrankungen für
Schwellung, Rötung, Juckreiz und Schmerz erheblich
verantwortlich sind. Histamin ist der bekannteste dieser
Mediatoren oder Botenstoffe. Es ruft die lokalen Haut-
und Schleimhautreaktionen hervor und setzt den Körper
über Herz, Kreislauf und Adrenalinausschüttung in
höchste Alarmbereitschaft.

Zink sorgt als wichtiger Strukturbaustein der Zellen dafür,
dass Haut und Schleimhaut undurchlässiger für Allergene
(Stoffe, auf die ein Mensch allergisch reagiert) werden.
Dadurch kann eine allergische Reaktion schon im Vorfeld
verhindert werden. Bei starken Allergien ist Zink sicher
nicht das alleinige Heilmittel, aber allemal eine sinnvolle
und effektive Unterstützung der gesamten Therapie.

*Allergien beeinträchtigen unsere Lebensqualität. Schön, wenn
man gegensteuern kann ...*

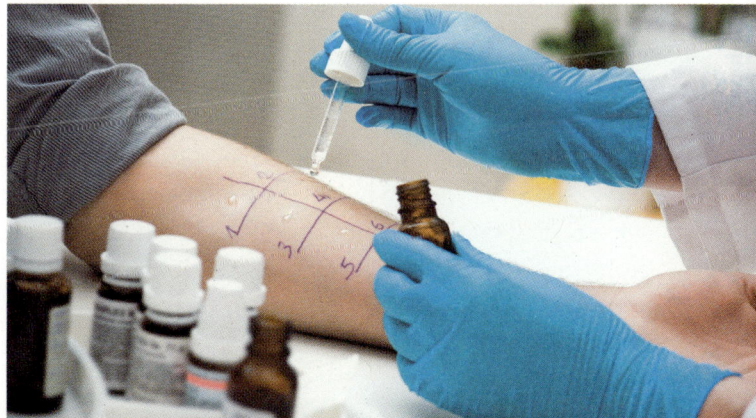

Darmentzündungen und Durchfall

Lang andauernde und ständig wiederkehrende Darmentzündungen wie Morbus Crohn und Colitis ulcerosa
bewirken massive Störungen des Zinkstoffwechsels.
Ähnlich wirken sich lang anhaltende Durchfälle durch
Infektionen, Nahrungsmittelunverträglichkeiten oder
Darmparasiten aus. Hier kann leicht ein Teufelskreis entstehen: Fehlt Zink, geht mehr und mehr Darmschleimhaut zugrunde, die als Gewebe mit hoher Zellteilungsrate auf das Spurenelement angewiesen ist. Und je mehr
Darmoberfläche beschädigt ist, desto weniger Zink kann
aufgenommen werden! Nur eine konsequente Zinkeinnahme erhöht das Angebot im Darm in dem Maße, dass
das Metall einigermaßen ausreichend aufgenommen
wird und die Mangelerscheinungen reduziert werden.
Über die Nahrung ist bei chronischen Darmleiden meist
nichts auszurichten, zumal der Appetit durch Übelkeit,
Erbrechen, Durchfall und Bauchschmerzen sowieso
vermindert ist. Das fördert Mangelzustände. Bei der
Colitis ulcerosa ist meist »nur« der letzte Teil des Dick-
darms von Entzündungen betroffen, Morbus Crohn kann
dagegen den ganzen Verdauungsapparat betreffen.
Immun-, Wachstumsstörungen, schlechte Wundheilung
und vieles mehr werden bei den Betroffenen durch Zink
gebessert. Zink ist allerdings kein Heilmittel für Morbus
Crohn oder Colitis ulcerosa. Ein solches gibt es leider
immer noch nicht, weil die Entstehung dieser Krankheiten wissenschaftlich noch gar nicht genau geklärt ist.

Natürlich steht in der Therapie die Bekämpfung der akuten Entzündung und der unmittelbaren Begleitsymptome im Vordergrund. Dadurch wird der heilsame, wenn auch nicht unmittelbar einsetzende Effekt der Zinktherapie oft vernachlässigt. Für Crohn-Patienten ist es hinsichtlich ihrer immunologischen Situation wichtig zu wissen, dass der erniedrigte Thymus-Hormon-Spiegel und zu geringe Lymphozytenzahlen festgestellt wurden. Der Grund für dieses Immundefizit scheint im Zinkmangel zu liegen, da sich die Werte durch Zinkeinnahme verbessern und stabilisieren lassen!

Zink vermag grundsätzlich bei Durchfallneigung, die nicht auf einer der genannten Grunderkrankungen beruht, die Beschwerden zu bessern. 20 Milligramm Zink pro Tag senken die Durchfallrate um 20 bis 25 Prozent bei allen Patienten mit andauernden Durchfallerkrankungen.

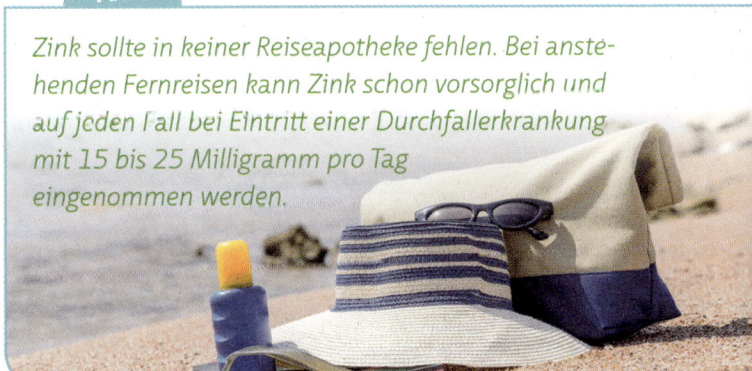

TIPP

Zink sollte in keiner Reiseapotheke fehlen. Bei anstehenden Fernreisen kann Zink schon vorsorglich und auf jeden Fall bei Eintritt einer Durchfallerkrankung mit 15 bis 25 Milligramm pro Tag eingenommen werden.

Erkältungen und Infektanfälligkeit

Husten, Schnupfen, Heiserkeit, Kopf-, Hals- und Glieder-
schmerzen sind lästige Begleiterscheinungen von Erkältungskrankheiten und grippalen Infekten. Im Durch-
schnitt erkrankt ein Erwachsener fünf- bis sechsmal
pro Jahr an einer Erkältung, Kinder sogar noch häufiger.
Grundsätzlich ist es nicht sinnvoll, jede Erkältung sofort
mit Grippemitteln oder gar Antibiotika zu unterdrücken,
denn wenn das Immunsystem keine Chance bekommt,
sich mit Krankheit und Krankheitserregern auseinan-
derzusetzen und seine Kräfte zu messen, wird es immer
anfälliger.

Zink ist hier ein hervorragendes Mittel, um sofort bei
den ersten Anzeichen einer Infektion den Organismus
in seinem gesunden Abwehrkampf gegen die bakteri-

*Besonders in der kalten Jahreszeit ist eine ausreichende
Versorgung mit Zink und Vitamin C nötig.*

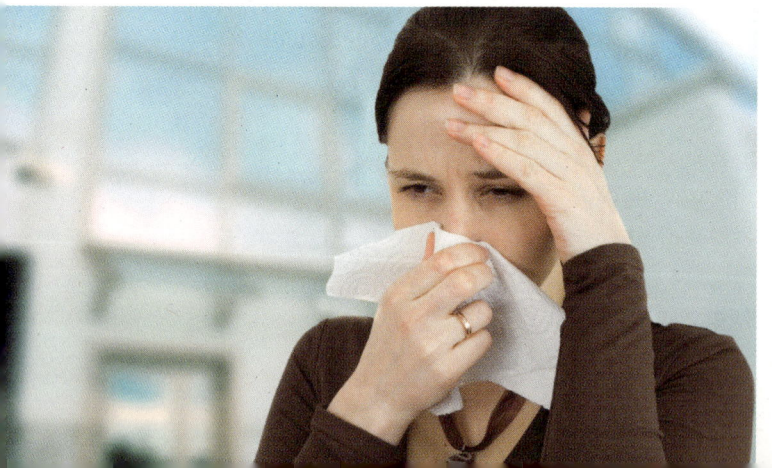

ellen oder viralen Eindringlinge zu unterstützen. Zink unterdrückt keine Immunabläufe, sondern fördert sie im Sinne einer schnelleren Genesung. Die »Cochrane Metastudie« ergab, dass bei der täglichen Einnahme von mindestens 75 Milligramm Zink die Erkältungsdauer signifikant zurückging, in manchen Fällen wurde sie sogar halbiert. Zink muss dabei innerhalb von 24 Stunden nach Erkältungsbeginn eingenommen werden. Bei Patienten mit einem grundsätzlich stabilen Immunsystem war der Effekt nicht so ausgeprägt wie bei bekanntermaßen immunschwachen Probanden. Entscheidend für den Erfolg der Therapie mit Zink ist, dass es sofort nach Auftreten der ersten Erkältungsanzeichen verabreicht wird, um das Anspringen der Abwehrkräfte zu unterstützen. Wird Zink erst am zweiten oder dritten Tag eingenommen, verkürzt sich die Krankheitsdauer nicht mehr.

Am häufigsten rufen übrigens Rhinoviren Erkältungskrankheiten hervor. Gegen sie sind die meisten Medikamente ohnehin machtlos – auch Antibiotika. Viren müssen in Körperzellen eindringen und dort ihre Erbinformationen in den Zellkern einbauen, um sich vermehren zu können. Zink stabilisiert die Zellwand und blockiert das Andocken der Viren an der Zelle durch Komplexbildungen mit der Virushülle. So wird das Einschleusen der viralen Gene in die Zelle von vorneherein verhindert. Außerdem aktiviert und stärkt Zink die Makrophagen (Fresszellen), die an der Zerstörung der Viren wesentlich beteiligt sind.

Grauer Star und Nachlassen der Sehfähigkeit

Bei dem Thema Funktion von Zink im Stoffwechsel haben wir schon ausführlich über das Spurenelement und seine Bedeutung im Vitamin-A-Stoffwechsel für das Sehen in der Dämmerung und der Nacht gesprochen. Im Zusammenhang mit der Zuckerkrankheit soll an dieser Stelle noch einmal kurz auf die Sehkraft eingegangen werden. Eine der am meisten gefürchteten Folgeerscheinungen des Diabetes ist der Graue Star, auch Katarakt genannt. Dabei steigt der Glukosegehalt in der Linse des Auges an. Die Linse bündelt das einfallende Licht und projiziert es so auf die Netzhaut mit ihren lichtempfindlichen Nervenzellen, dass uns ein Seheindruck möglich ist. Beim Grauen Star kommt es zunächst zu einer wässrigen Aufquellung der Linse, später zum Zerfall der Linsenfasern und zu einer milchigen Eintrübung der Linse. Das Sehen wird davon zunächst erheblich beeinträchtigt und im Laufe des Fortschreitens der Erkrankung schließlich ganz unmöglich. Schon lange bevor die ersten Veränderungen in der Linse auftreten, lassen sich Funktionsminderungen bei den Enzymen feststellen, die in der Linse für den Glukoseabbau bzw. die Bereitstellung der Glukose als Energieträger zuständig sind. Eine ganze Reihe dieser Enzyme ist zinkabhängig.

Im Hinblick auf die Sehkraft ist die Zinkeinnahme – besonders in fortschreitendem Alter – sinnvoll: Die Zinkaufnahme, die Zuckerverwertung und die Aktivität der zinkabhängigen Enzyme im Auge lassen nach,

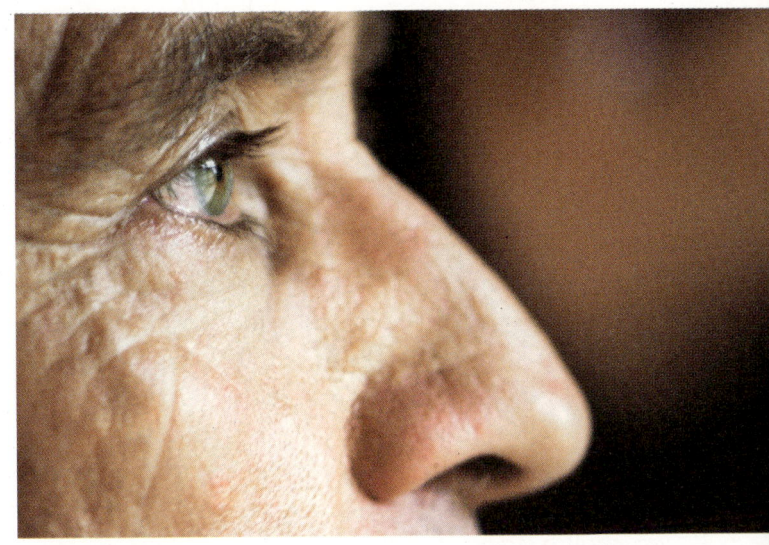

Gesunde Augen bis ins hohe Alter – wer wünscht sich das nicht?

auch wenn Diabetes nicht oder noch nicht vorliegt. Der Vitamin-A-Stoffwechsel profitiert ebenfalls von dem Spurenelement. Zink hat daher herausragende vorbeugende Funktionen gegen schlechtes Sehen im Alter.

Haarausfall und schlechte Haarqualität

Denken Sie, wenn es um Ihre Haare geht, unbedingt an Zink (siehe auch Seite 91 f.). Bei zahlreichen Erkrankungen und Stoffwechselstörungen werden die Haare in Mitleidenschaft gezogen. Zink hat sich schon in vielen Fällen zur Verbesserung der Haarstruktur und -dichte bewährt. Die Haare werden fester, glänzen stärker und das Wachstum wird angeregt. Zink ist das wichtigste Spurenelement im Stoffwechsel des Cystins. Cystin ist die vorherrschende Aminosäure im Haarkeratin, dem sehr komplexen Grundbaustoff der Haare und Nägel. Wissenschaftliche Untersuchungen geben neuerdings Anhaltspunkte, dass bei Haarausfall das Immunsystem beteiligt sein könnte. Abwehrzellen zerstören fälschlicherweise Haarwurzeln, was zu Haarausfall führt. Attacken gegen eigene Körperzellen bezeichnet man als Autoimmunreaktion. Die heilende Wirkung des Zinks bei Haarausfall könnte in diesem Zusammenhang darauf beruhen, dass Zink die Zahlenverhältnisse der verschiedenen Abwehrzellen untereinander normalisiert. Denn das Zahlenverhältnis ist bei Autoimmunprozessen verschoben: In einem intakten Immunsystem müssen nämlich nicht nur genug angriffslustige Killerzellen aktiv sein, sondern auch Bremser, die den Übermut der Killerzellen ein bisschen dämpfen und den eigenen Körper vor Angriffen schützen. Die Zahl dieser sogenannten Suppressorzellen ist bei Autoimmunerkrankungen vermindert und kann durch Zink normalisiert werden.

20 bis 30 Milligramm Zink pro Tag, über mindestens zwei Monate hinweg genommen, sind bei Haarausfall und Haarwachstumsstörungen allemal einen Versuch wert. Nebenwirkungen gibt es bekanntlich keine. Aber bitte immer daran denken: Zinkpräparate etwa eine Stunde vor dem Essen einnehmen, sonst wird das Spurenelement kaum aufgenommen!

Herpes labialis

Herpes ist ein mit Bläschenbildung einhergehender Hautausschlag, der von sogenannten Herpesviren hervorgerufen wird. Das Herpes-simplex-Virus kann die Horn- und Bindehaut der Augen, den Genitalbereich und die Gehirnhaut befallen. Meistens jedoch tritt die Infektion als relativ harmloser Ausschlag an den Lippen, der Nase oder den Wangen auf. Zink inaktiviert neben anderen Viren auch das Herpes-simplex-Virus. Studien haben gezeigt, dass das regelmäßige Auftragen einer Zinksalbe für ein beschleunigtes Abheilen sorgt. Natürlich kann Zink auch zusätzlich eingenommen werden!

Herpes zoster wird von einem anderem Virus aus der Familie der Herpesviren hervorgerufen, dem Varicella-Zoster-Virus. Dieses Virus erzeugt beim Erstkontakt, vor allem bei Kindern und Jugendlichen, die relativ harmlosen Windpocken. Normalerweise besteht danach lebenslange Immunität gegen das Virus. Das heißt, dass unser Abwehrsystem das Virus vernichtet, sobald es wieder mit ihm in Kontakt kommt. Bei einem instabilen Immunsystem kann aber eine erneute Infektion mit dem Virus zu einer sehr schmerzhaften Nervenentzündung, dem Herpes zoster führen. Neben anderen therapeutischen Maßnahmen ist bei dieser Erkrankung die Einnahme von Zink sinnvoll. Auch das Eincremen der Lippen mit einer zinkhaltigen Salbe verspricht Linderung. Häufig verwenden Betroffene dazu Zahnpasta. Besser stellen Sie sich Ihre eigene Salbe her (siehe Seite 65).

Immunschwäche

Natürlich muss man mit sinnvollen Maßnahmen zur Abwehrstärkung nicht warten, bis man eine Infektion aufgeschnappt hat. Schließlich gibt es viele Faktoren, die das Immunsystem schwächen können, sodass Viren und Bakterien ein leichtes Spiel haben. Wer unter körperlichem und psychischem Stress steht, bereits an einer anderen Krankheit leidet, unterkühlt ist oder schon ein höheres Lebensalter erreicht hat, ist empfindlicher gegenüber Krankheitserregern.

Zink erhöht nachweislich die Anzahl der Abwehrzellen und deren Aktivität, fördert die Bildungsrate von Boten-stoffen wie den Interferonen, greift in den Prostaglandin-

TIPP

In der nasskalten Jahreszeit ist es sehr sinnvoll, die Vorbeugung mit pflanzlichen Präparaten aus dem Sonnenhut (Echinaceae purpureae), der Taigawurzel (Eleutherococcus senticosus) und ähnlichen Präparaten zu starten. Zink und Vitamin C sind nebenwirkungsfreie Vitalstoffe, die nachweislich die Immunfunktionen auf natürliche Weise anregen und stärken. Von einigen pharmazeutischen Betrieben gibt es schon Kurpackungen, die Zink, Vitamin C und Radikalenfänger wie Selen, Vitamin E und Vitamin A in therapeutisch sinnvoller Dosierung enthalten, um während der jährlichen Grippewellen das Immunsystem zu unterstützen.

stoffwechsel ein und aktiviert das Immunsystem auf mehreren Ebenen.

Selbstverständlich sollten Sie Ihr Immunsystem durch körperliche Aktivitäten an frischer Luft, Wechselduschen, Sauna und einen sinnvollen Schlaf-Wach-Rhythmus trainieren, aber es steht auf verlorenem Posten, wenn wichtige Spurenelemente und Vitamine zur Aktivierung der verschiedenen Immunzellen und zur Antikörperproduktion fehlen.

Krebs

Gerade in Bezug auf die Tumortherapie sind die Kontroversen zwischen Schulmedizinern und Naturheilkundigen – sogar innerhalb der einzelnen schulmedizinischen Disziplinen – sehr ausgeprägt. Chemo- und Strahlentherapie helfen den Betroffenen unter erheblichen Nebenwirkungen manchmal gut und manchmal überhaupt nicht. Naturheilverfahren bringen teilweise fantastische Erfolge, die von der universitären Medizin meist im Nachhinein aberkannt oder als falsch diagnostizierte Krebsfälle bezeichnet werden, in anderen Fällen versagen auch sie völlig. Leiden, Verzweiflung und Hoffnung liegen bei den Kranken oft sehr nahe beieinander. Allein die Linderung der subjektiven Schmerzen ist in vielen Fällen das Gebot der Stunde.

Zink gehört ganz sicher nicht zu den Arzneimitteln, die an vorderster Front in der Tumorbekämpfung eingesetzt werden. Dennoch sollen Ihnen in diesem Buch einige wichtige Hinweise, die die Tumorforschung in Zusammenhang mit Zink gebracht hat, nicht verschwiegen werden.

Tumorpatienten haben, besonders im fortgeschrittenen Stadium, fast immer ein erhebliches Zinkdefizit, was aus dem Blut, dem Blutplasma oder dem Serum recht eindeutig nachgewiesen werden kann. Die Mechanismen des Zinkmangels oder -verlusts sind noch nicht geklärt. Wahrscheinlich ist der gigantische Zinkverbrauch abhängig von den Reaktionen und Rettungsversuchen des Immunsystems. Sie wissen ja, ohne Zink ist es um unsere Abwehrkräfte nicht gut bestellt. Wenn ein Tumor Organe wie Pankreas, Darm oder Leber betrifft, die für die Zinkaufnahme entscheidend sind, ist das Zinkdefizit ausgeprägter.

Für die Tumorforschung ist auch von größtem Interesse, dass Zink die Beeinträchtigung des Erbguts einer Zelle bei der Zellteilung vermindert. Denn Krebszellen sind vereinfacht ausgedrückt Zellen, deren Erbgut nicht mehr in Ordnung ist, sodass sie die ihnen eigentlich angestammte Aufgabe im Körper nicht mehr ausführen und sich mit allen negativen Konsequenzen wild und unkontrolliert vermehren. Die Rolle des Zinks für eine geordnete und sinnvolle Zellteilung darf hierbei nicht unterschätzt werden.

Weiterhin kamen einige Studien zu dem Schluss, dass bei ausreichendem Zinkspiegel im Körper die Versorgung des Tumors mit Blutgefäßen vermindert ist. Das bedeutet natürlich aufgrund der etwas schlechteren Nährstoffversorgung auch ein vermindertes Tumorwachstum. Allerdings hat die Kombination von Zinktherapie und anderen jeweils geeignet erscheinenden Maßnahmen bisher nur in ganz wenigen Einzelfällen wesentliche Verbesserungen gebracht. Grundsätzlich gilt aber auch hier: Zink hat eine zentrale Rolle im Stoffwechsel. Ein Mangel begünstigt erstens die Tumorentstehung und zweitens das Wachstum der Geschwulst. Ob eine gute Zinkversorgung allerdings in der Lage ist, schwerwiegende Krebsauslöser in ihren Auswirkungen effektiv einzudämmen, muss bezweifelt werden.

Labile Stimmungslagen und Abgeschlagenheit

Bei der Therapie älterer Menschen mit Zink konnten antriebssteigernde und stimmungsaufhellende Effekte eindeutig nachgewiesen werden. Höchstwahrscheinlich hängt dies sehr eng mit der verbesserten Bereitstellung von Glukose durch zinkabhängige Enzyme an das Gehirn zusammen. Eine aktive Lebensführung, Bewegung, wohlüberlegte Ernährung, geistige und soziale Betätigung fördern einen zufriedenen und in die Gesellschaft integrierten Lebensabend. Und manchmal kann man eben dem langsamer werdenden Stoffwechsel mit einfachen Mitteln auch ein bisschen auf die Sprünge helfen. Übrigens berichten Patienten der unterschiedlichsten Altersgruppen und viele Ärzte davon, dass sich im Rahmen einer Zinktherapie Stimmungslage, Denkvermögen,

Lebensfreude und Arbeitslust, Mitteilsamkeit und die Beziehung zu den Mitmenschen positiv verändert haben.

Nierenerkrankungen.

Bei Organerkrankungen ist es wichtig, das Absinken des Zinkspiegels unter die Norm zu verhindern. Anders als bei der Leber, für die Zink selbst als Schutzstoff wichtig ist, muss man das Spurenelement bei chronischen Nierenerkrankungen eher wegen des Gesamtstoffwechsels als wegen des Organs einnehmen. Hohe Zinkverluste über den Urin wurden bei Nierenerkrankungen, ob mit oder ohne Dialyse, nachgewiesen. Auch nach Nierentransplantationen muss Zink substituiert werden, besonders wenn Medikamente wie Kortison eingenommen werden, die den Zinkverlust zusätzlich verstärken. Wird bei länger andauernden Nierenerkrankungen der Zinkverlust ignoriert, kommt es über kurz oder lang zu allen unangenehmen Effekten des Zinkmangels. Eine britische Studie von 1993 kam übrigens zu dem Schluss, dass Zink eine wichtige Funktion bei der Verhinderung der Nierensteinbildung hat. Zumindest begünstigt ein Zinkmangel, neben zahlreichen anderen Faktoren, die Steinentstehung in der Niere und möglicherweise auch in der Galle. Wenn Sie bereits an einer Nierenerkrankung leiden, müssen Sie die Zinksubstitution aber unbedingt mit Ihrem Arzt besprechen; nehmen Sie bitte keine Selbstbehandlung vor.

Osteoporose

Eine Krankheit, die besonders Frauen betrifft, ist die Entkalkung der Knochen nach der Menopause. Männer können ebenfalls, wenn auch in weit geringerem Umfang, von diesem Problem betroffen sein. Osteoporose ist ein Schwund an Knochengewebe, der das gesamte Skelett oder nur einzelne Regionen betrifft. Die Ursachen der Osteoporose sind noch nicht ganz geklärt, offenbar liegen Störungen sowohl im Mineralhaushalt als auch im Eiweißstoffwechsel vor. Ein enger Zusammenhang besteht zudem zur Funktion der Keimdrüsen. Die Verminderung der Geschlechtshormone führt zu einer geringeren Aktivität der knochenaufbauenden Zellen, den Osteoblasten. Deshalb tritt die Osteoporose vor allem nach dem Klimakterium oder gynäkologischen Totaloperationen auf, bei denen Gebärmutter und Eierstöcke entfernt werden. Auch eine langfristige Kortisoneinnahme begünstigt den Knochenschwund. Im Alter verstärkt dann die allgemein verlangsamte Zellneubildung den Effekt: Die Knochen brechen viel leichter als

Zink verbessert die Mineralisation der Knochen.

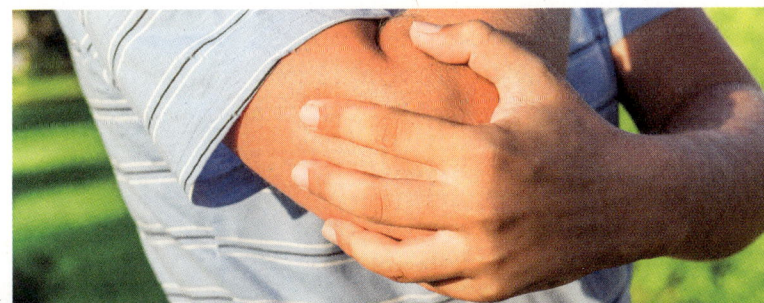

früher, und es kann zu Verkrümmungen der Wirbelsäule kommen. Dabei steht das Zink mit der gestörten hormonellen Steuerung bei der Osteoporose in Beziehung. In verschiedenen Studien wurde nachgewiesen, dass durch das Zink die gestörte Mineralisation der Knochen verbessert werden kann. Wenn die genauen Zusammenhänge auch noch nicht geklärt sind, so ist dies dennoch ein wichtiger Befund für Tausende von Betroffenen.

Rheuma

Rheuma ist der sehr weit gefasste Oberbegriff für schmerzhafte und die Funktion beeinträchtigende Veränderungen des Muskel-Skelett-Systems. Gelenke und Muskulatur können gleichermaßen betroffen sein. Die Ursachen für Rheuma sind sehr vielfältig. Genetische Faktoren spielen sicher eine große Rolle. Rheuma kann auch andere Erkrankungen quasi begleiten. Zum Beispiel tritt Rheuma unter Umständen nach noch nicht ausgeheilten Infektionen, bei Tumoren, zusammen mit Allergien oder bei Erkrankungen innerer Organe oder des Gesamtstoffwechsels und der Hormondrüsen auf. Rheuma kann auch als isolierte Erkrankung meist mehrerer Gelenke oder des Bindegewebes entstehen.
Bei Rheumapatienten können mit der Zinktherapie zumindest die Beschwerden verbessert und das Fortschreiten der Krankheit verlangsamt werden. Schwellungen und Entzündungen von Gelenken werden oft vermindert und damit die Schmerzen gelindert.

Schwangerschaft, Geburt und Stillzeit

Grundsätzlich hat sich gezeigt, dass bei einer ausreichenden Zinkversorgung seltener Komplikationen für die Mutter und das ungeborene Leben auftreten. Vor allem das Risiko der Entbindung eines Kindes mit zu geringem Geburtsgewicht verringert sich deutlich. Der Fetus benötigt für sein Wachstum im Mutterleib große Mengen Zink. Besonders im zweiten und letzten Drittel der Schwangerschaft sinkt bei vielen Frauen die Zinkblutkonzentration unter den Normwert, wie Studien ergeben haben. Leider wird dieser Wert fast nie kontrolliert. Zinkmangel könnte bei Schwangeren sehr wohl auch für abnorme Essgelüste, Appetitstörungen und Beeinträchtigungen des Geschmackssinns mitverantwortlich sein. In den letzten drei Wochen der Schwangerschaft, insbesondere zwei bis drei Tage vor der Geburt, geht sehr viel Zink von der Mutter auf das Kind über. Auch die Zinkkonzentration im Fruchtwasser steigt in den letzten Wochen vor der Entbindung auf das Dreifache des Ausgangswerts: Dadurch werden lokal die Abwehrkräfte gestärkt und eine Infektion der Fruchtblase verhindert. Auch in der Stillzeit ist Zink wiederum unverzichtbar. Es ist für das Milchbildungshormon Prolaktin wichtig und wird vom Säugling dringend für das Wachstum und die Entwicklung des Immunsystems benötigt. Zink kann vom Säugling aus Kuhmilch nicht einmal halb so gut aufgenommen werden wie aus Muttermilch. Eine lange Stillzeit wirkt sich auf die Nährstoffbilanz des Säuglings, auf seine Entwicklung und sein Abwehrsystem positiv aus. Kinder, die ein halbes Jahr lang voll gestillt wurden, entwickeln später auch deutlich weniger allergische Reaktionen.

Die Versorgung des Kindes geht natürlich oft auf Kosten der Mutter. Gewichtsabnahme, Haarausfall und Erschöpfungszustände sind nicht selten Probleme stillender Frauen. Zink kann diese Beschwerden lindern, ohne eine Gefahr für Mutter oder Säugling darzustellen. Während der Schwangerschaft und Stillzeit besteht neben Zink ein erhöhter Bedarf an den Vitaminen B_1, B_2, B_6, B_{12}, C, D, K, Niacin und Folsäure sowie an Kalzium, Magnesium, Eisen, Phosphor und Jod. Wird eine Frau in kurzen Abständen hintereinander schwanger, konnten sich ihre Vitalstoffdepots eventuell auch noch nicht ausreichend auffüllen.

HINWEIS FÜR DIE SCHWANGERSCHAFT   INFO

Eisen und Folsäure werden schwangeren Frauen relativ häufig verabreicht. Oft geschieht dies auch aus gutem Grund. Es hat sich aber gezeigt, dass sowohl Eisen als auch Folsäure die Zinkaufnahme etwas hemmen. Deshalb sollten betroffene Frauen Zink zusätzlich einnehmen, am besten im Abstand von einigen Stunden zu den anderen Präparaten.

Schwermetallvergiftungen

Schwermetalle belasten die Atemluft, das Trinkwasser oder die Nahrung.

Zahnfüllmaterialien, die Quecksilber, Zinn oder Palladium enthalten, sind häufig auch stumme Quellen für hochgiftige Schwermetalle, die der Organismus über den Speichel und die Mundschleimhaut aufnimmt. Schwermetallvergiftungen zu erkennen, ist nicht leicht, da sie sich in ganz verschiedenartigen Symptomen äußern können. Oft werden diese Anzeichen nicht ernst genommen oder fälschlicherweise einer anderen Grunderkrankung zugeordnet, die sich auf ähnliche Weise bemerkbar macht. Schwermetalle wirken im Organismus so überaus giftig, weil sie sehr leicht Bindungen mit wichtigen Eiweißstoffen (Proteinen) und Enzymen eingehen und diese in ihrer Funktion hemmen oder völlig unbrauchbar für den Stoffwechsel machen. Gleichzeitig verdrängen sie Mineralstoffe und Spurenelemente von ihren angestammten Plätzen. Diese Biomoleküle können ihre Aufgabe dann nicht mehr wahrnehmen und werden vermehrt ausgeschieden, sodass häufig zusätzlich zur Schwermetallvergiftung ein Mineralmangel entsteht. Auch Zink wird verdrängt und in seiner Wirkung beeinträchtigt.

Wird nun Zink in therapeutischen Dosen zwischen 30 und 40 Milligramm oder mehr täglich eingenommen, kommt es zur Anregung der zinkbindenden Proteine. Zink steht im Darm in großer Menge zur Verfügung und wird deshalb auch vermehrt an das Transporteiweiß

TIPP

Schwermetalle können aus dem Körper nur ausgeschieden werden, indem sie sich im Darm an ein Transportvehikel binden wie etwa die Chlorella-Alge. Wenn Sie eine Schwermetall-Ausleitung machen möchten, wenden Sie sich an einen naturheilkundigen Arzt oder Ihren Heilpraktiker.

gebunden und leichter durch die Darmwand aufgenommen als andere Schwermetallkomplexe. Schwermetalle bedingen im Körper nämlich die Bildung von freien Radikalen, die nahezu alle Zellbestandteile (Gene, Fette, Eiweiß und Kohlenhydrate) durch Oxidation schädigen. Antioxidantien wie Zink schützen die Zellen vor diesen Gefahren. Schwermetalle schwächen auch das Immunsystem. Die Anzahl der wichtigen Abwehrzellen wie Lymphozyten, Helferzellen und natürliche Killerzellen sinkt deutlich ab. Eine mehrwöchige Zinktherapie kann diese Immunwerte normalisieren. Auch bei der Unfruchtbarkeit spielen die Schwermetalle eine Rolle. Sie beeinträchtigen die Bildung und Vitalität männlicher Samenzellen und stören den weiblichen Zyklus. Therapieerfolge mit Zink bei Unfruchtbarkeit konnten vor allem durch das Absenken erhöhter Kadmium- und Arsenwerte erzielt werden. Besonders die Kombination von Zink mit anderen Antioxidantien hat einen günstigen, harmonisierenden Einfluss auf den weiblichen Zyklus. Denken Sie hier besonders an Vitamin C, E und an Selen.

Störungen der Bauchspeicheldrüse

Die Bauchspeicheldrüse ist sehr eng mit dem Zinkstoffwechsel verbunden. Als sogenannte endokrine Drüse
gibt sie Insulin zur Regulierung des Blutzuckerspiegels
in den Blutkreislauf ab. Die zentrale Rolle des Zinks bei
diesen Prozessen haben wir schon in dem Abschnitt über
Diabetes erläutert. Als exokrine, das heißt nach außen
absondernde Drüse, ist das Pankreas für die Lieferung
wichtiger Verdauungssäfte verantwortlich. Die Schleimhäute der Verdauungswege gelten medizinisch als
»innere Oberfläche« des Menschen, weil sie über Mund
und After unmittelbare Öffnungen nach außen besitzen
und über die Nahrung direkten Kontakt mit Fremdstof-
fen haben, wie die äußere Haut auch. Bei Erkrankungen
der Bauchspeicheldrüse mit Störung ihrer exokrinen
Funktion kommt es zur sogenannten Maldigestion, das
ist die schlechte Aufnahme von Nährstoffen, wie zum
Beispiel von Zink. Es fehlen nämlich die metallbindenden
Proteine aus der Bauchspeicheldrüse! Außerdem leidet
der Betroffene unter fettreichen Durchfällen. Zink wird so
zusätzlich in Fett-Zink-Komplexe gebunden und ausgeschieden! Durch Zinkeinnahme können die Folgen des
Mangels bei Patienten mit Pankreasschwäche eindeutig
vermindert werden! Bei einer bestehenden Bauchspei-
cheldrüsen-Schwäche sollte zudem konsequent auf
Alkohol verzichtet werden. Meiden Sie auch frische Backwaren. Bei einem fetthaltigen Essen können zudem noch
Enzyme zum Beispiel aus Papayakernen hilfreich sein.

Unfruchtbarkeit und Zeugungsunfähigkeit

Schon lange bevor der Fetus im Mutterleib heranreift, setzt die Bedeutung des Zinks für das neue Leben ein. Ein Zinkmangel kann bei jungen Männern in der Pubertät zu sexueller Unterentwicklung führen. Die Hoden reifen nicht richtig aus, und es werden zu wenig Geschlechtshormone und Samenzellen gebildet. Auch beim erwachsenen Mann bedeutet eine Zinkunterversorgung, dass der Testosteronspiegel im Blut deutlich absinkt. Es wird nicht genug Sperma produziert, weil für die hohen Zellteilungsraten in den männlichen Keimdrüsen sehr viel Zink notwendig ist. Sie erinnern sich sicher: Sperma ist die zinkhaltigste Körperflüssigkeit des männlichen Organismus! Bei jedem Orgasmus verlassen ein bis fünf Milligramm Zink über das Ejakulat den Körper. Das viele Zink benötigen die Samenzellen unter anderem für das zinkabhängige Enzym Carboxypeptidase, das den Weg für das Erbmaterial des Mannes durch die Umhüllung der weiblichen Eizelle bahnt. Ohne dieses Enzym würden die Spermien praktisch unmittelbar vor ihrem Ziel scheitern, weil sie nicht in die Eizelle eindringen könnten!

Untersuchungen an unfruchtbaren Testpersonen haben gezeigt, dass nach einer Zinktherapie die Anzahl und Beweglichkeit der Spermien zunimmt. Auch steigt der Testosteronspiegel im Blut wieder an. Bei einigen der Betroffenen konnte die Unfruchtbarkeit durch die Therapie sogar geheilt werden. Natürlich gibt es viele mögliche

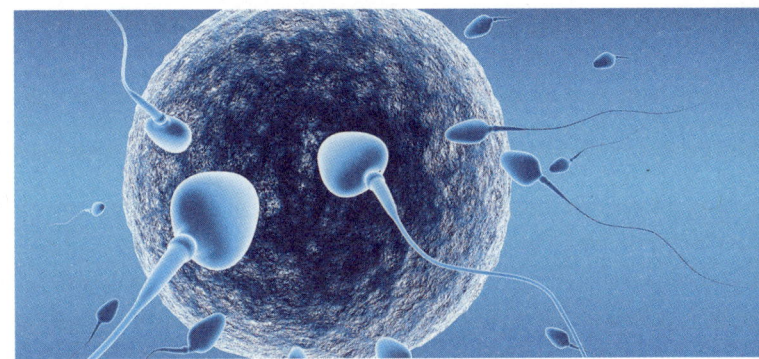

Nur wenn alle Faktoren übereinstimmen, kann es zur Zeugung neuen Lebens kommen.

Ursachen für eine Fortpflanzungsunfähigkeit, und die Zinktherapie ist nicht immer das kausale und zum Erfolg führende Verfahren.

Bei Frauen führt der Zinkmangel zu Zyklusstörungen, und damit sinken zugleich auch die Chancen auf eine erfolgreiche Empfängnis. Zink wirkt sich positiv auf den gesamten Zyklusablauf aus. Kopfschmerzen, seelische Verstimmung, Schmerzen im Unterbauch und in den Brüsten, also alles Symptome, die dem sogenannten Prämenstruellen Syndrom (PMS) zugerechnet werden, können mit Zink gebessert werden. Dies gilt vor allem dann, wenn ein Zinkmangel klinisch feststellbar ist.

Wundheilungsstörungen

Wenn Sie an schlecht heilenden Wunden leiden, jede kleine Abschürfung sofort eitert und tagelang nicht durch neues Hautgewebe geschlossen wird, sollten Sie Zink einnehmen. Auch bei ständigen Entzündungen der Mundschleimhaut und Einrissen der Mundwinkel und des Nagelbetts kann Zink helfen.

Testreihen an frisch operierten Patienten in Krankenhäusern haben übrigens gezeigt, dass die Operationswunden innerlich wie äußerlich bei einer täglichen Zinkgabe von dreimal 220 Milligramm Zinksulfat (entspricht dreimal 50 Milligramm Zink) wesentlich schneller verheilen. Zink kann auch ohne vorherige Zinkbestimmung vorsorglich gegeben werden, da es in dieser Dosierung nicht schaden, sondern nur nutzen kann.

Denken Sie ebenfalls an Zink, wenn Sie bettlägerige Patienten zu versorgen haben, die unter wund gelegenen Hautstellen leiden. Hier hilft eine Zinksalbe. Um den heilenden Effekt zu verstärken, können Sie die Zinksalbe mit Hamamelis-Salbe mischen, die den Extrakt der Virginianischen Zaubernuss enthält. Falls möglich sollte Zink auch eingenommen werden. Zinkkapseln lassen sich öffnen, und man kann das Pulver in ein Getränk oder einen Brei einrühren, wenn der Patient nur schlecht schlucken kann. Auch Menschen, die aufgrund einer Venenschwäche, einer chronischen Venenentzündung oder aufgrund von Stauungsödemen an offenen Beinen leiden, kann mit Zink geholfen werden. Hier sollten Sie an Zinksalbe und Zinktabletten denken. Im akuten Fall können 60 bis 80 Milligramm Zink pro Tag für einige Wochen gegeben werden.

Nachwort

Zink ist natürlich nicht das einzige wichtige Spurenelement. Viele andere Mineralien, Vitamine, Eiweißstoffe,
Fettsäuren sowie weitere Biostoffe sind in ihrer syner-
gistischen Wirkung notwendig, damit wir gesund und
munter am Leben teilhaben können. Deshalb ist Zink
natürlich nicht das Allheilmittel für bestimmte Erkrankungen, denn die Nährstoffversorgung muss insgesamt
in ihrer Synergie stimmig sein. Und dennoch: Zink ist in
der Nährstoffkette eines der bedeutendsten Glieder und
somit ein wesentlicher Baustein für das Leben.

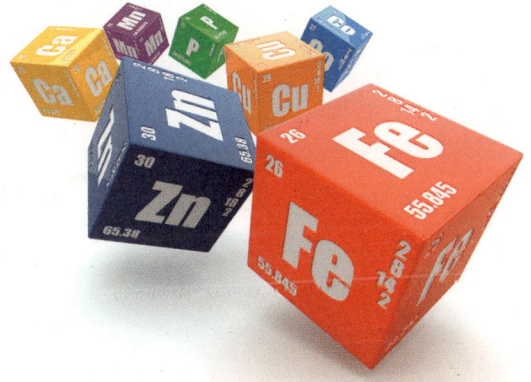

Eine Unterversorgung mit Zink kann sich oft über einen
recht langen Zeitraum hinweg aufbauen, ohne dass
konkrete Beschwerden bestehen. Kommt man dann
unerwartet in Lebenssituationen, die einen erhöhten
Zinkbedarf mit sich bringen, wirkt sich der latente Man-

gel schnell und deutlich aus. Bereits kurzfristig gestei-
gerte berufliche Anforderungen, ganz normale, harmlose
Infektionen mit Erkältungs- oder Grippeerregern oder
Verletzungen, die im Alltag schnell passieren können,
bringen die dünne Eisdecke zum Einbrechen – von
Schwangerschaft, Stillzeit, Wachstumsschüben in der
Pubertät oder Operationen einmal ganz zu schweigen.
Mit einer täglich auf Gesundheit ausgerichteten Ernäh-
rungsweise aus Mischkost sind Sie sicherlich bestens
beraten, um die tägliche Zinkversorgung langfristig zu
garantieren. Veganer, die auch auf Milch- und Käsepro-
dukte sowie Fisch verzichten, sollten ein besonderes
Augenmerk auf die Zinkversorgung haben, etwa indem
sie besonders viel Nüsse verzehren.

INFO

SICHERN SIE SICH AB

Auch wenn Sie in diesem Buch viel Wichtiges zum
Spurenelement Zink erfahren haben, sollten Sie im
Supermarkt nicht leichtfertig zu Präparaten für die
Selbstbehandlung greifen. In jedem Fall gilt:
Bei bestehenden Vorerkran-
kungen sollten Sie immer
Rücksprache mit Ihrem be-
handelnden Therapeuten,
Arzt oder Apotheker halten.

Buchempfehlungen der Autorin

Mankau Verlag

Medizin zum Aufmalen
ISBN 978-3-938396-04-9

Heilen mit Symbolen
ISBN 978-3-86374-045-0

Heilen mit Zahlen
ISBN 978-3-86374-013-9

Selbstcoaching mit Symbolen
ISBN 978-3-86374-243-0

Skripthaus Verlag

Zitrone – Multitalent für Vitalität und Schönheit
ISBN 978-1496107664

Hahnemanns Erbe
ISBN 978-1481958608

Aloe Vera – Beauty, Gesundheit, Lebenskraft
ISBN 978-1523622962

Register

Unsere Kompakt-Ratgeber

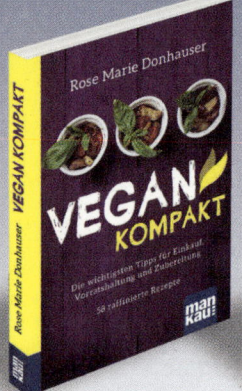

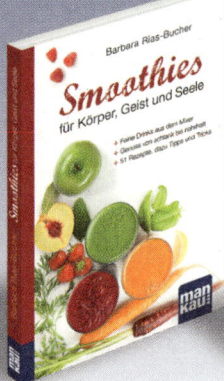

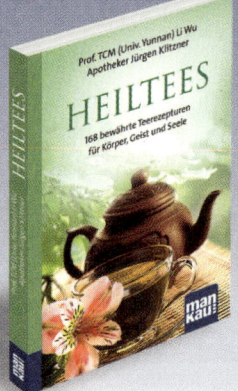

Rose Marie Donhauser
Vegan kompakt
ISBN 978-3-86374-252-2

Dr. Barbara Rias-Bucher
Smoothies
ISBN 978-3-86374-164-8

Dr. Li Wu / Jürgen Klitzner
Heiltees
ISBN 978-3-86374-184-6

Weitere Titel aus unserer Kompakt-Reihe:

Unsere Bücher erhalten Sie bei Ihrem Buchhändler! Besuchen Sie auch unsere Internetseite mit Bestellmöglichkeit, Internetforum, Leseproben, Veranstaltungstipps und Newsletter: **www.mankau-verlag.de**

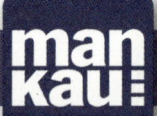